Die Radiologische Klinik

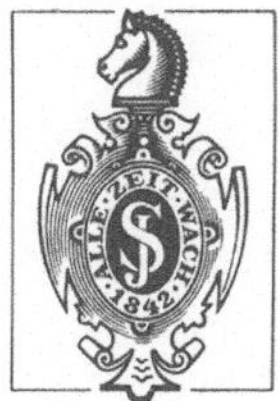

Hanno Botsch

Myokard-szintigraphie

Mit 49 Abbildungen

Springer-Verlag
Berlin Heidelberg New York
London Paris Tokyo

Privatdozent Dr. med. HANNO BOTSCH
Radiologische Abteilung
St.-Josefs-Krankenhaus
Hermann-Herder-Straße 1
D-7800 Freiburg

ISBN-13: 978-3-540-17224-6   e-ISBN-13: 978-3-642-71661-4
DOI: 10.1007/978-3-642-71661-4

CIP-Kurztitelaufnahme der Deutschen Bibliothek
Botsch, Hanno:
Myokardszintigraphie / Hanno Botsch. – Berlin ;
Heidelberg ; New York ; London ; Paris ;
Tokyo : Springer, 1987.
    (Die radiologische Klinik)

Gesamtherstellung: Druckerei Appl, Wemding
2121/3130-543210

Vorwort

Innerhalb der nuklearkardiologischen Methoden wird in den letzten Jahren zunehmend ein Trend zugunsten der Thalliumszintigraphie erkennbar. Die nuklearmedizinischen Methoden zur Herzbinnenraumdiagnostik haben wegen der raschen Entwicklung der 2D-Echokardiographie einen Teil ihrer klinischen Relevanz eingebüßt. Die diagnostische Leistungsfähigkeit der Thalliumszintigraphie als Parameter einer regionalen Ischämie wurde dagegen von den neueren Methoden weniger berührt. Zusätzliche Faktoren begünstigen die Thalliumszintigraphie: Durch die Verbesserung der Bildbearbeitung, die zunehmende Erfahrung der Untersucher sowie die quantitative Bildauswertung wurde die Diagnostik mit Thallium verläßlicher und der Befund für den Kliniker anschaulicher. Schließlich wurde mit einem im Unterschied zu früheren Jahren günstigeren Preis des radioaktiven Thalliums die ökonomische Voraussetzung für eine breitere Anwendung ermöglicht.

Die Thalliumszintigraphie – ursprünglich wegen ihrer Nichtinvasivität lediglich ein Screeningverfahren – wird heute bereits an vielen Zentren zusätzlich zum Koronarangiographiebefund als wertvolle, wenn nicht unverzichtbare Zusatzinformation betrachtet. Als nichtinvasive Untersuchung ist sie zudem zur Verlaufskontrolle nach Therapie (Operation oder Angioplastie) sowie für die Prognose einer koronaren Herzerkrankung außerordentlich leistungsfähig.

In den letzten Jahren wurden einige Beiträge zur Kinetik des Thalliums veröffentlicht, die für das Verständnis der Thalliumanwendung notwendig sind. Weiterhin ist der Stellenwert tomographischer Verfahren für die Thalliumszintigraphie durch eine Reihe von Untersuchungen in den letzten Jahren besser gesichert.

Für die Abbildungen und die Hilfe bei der kasuistischen Zusammenstellung sowie für die Auswertung der Szintigramme habe ich meinen Mitarbeitern Frau N. Dallinger, Frau B. Vogt, Frau S. Zacharias sowie Herrn Dr. M. Rilling, Dr. W. Seiler, Dr. G. Bauer und Dr. G. Kujat zu danken.

Die Befundzusammenstellung und statistische Auswertung verdanke ich Herrn V. Schuppe, die graphische Darstellung der Ergebnisse Herrn Dr. E. Bührle.

Für die überlassenen Koronarangiogramme bin ich Herrn Dr. J. Petersen (Benedikt-Kreutz-Rehabilitationsklinik Bad Krozingen) zu Dank verpflichtet.

Der überwiegende Teil der in diesem Buch dargestellten Ergebnisse wäre ohne die Zusammenarbeit mit Prof. H. Weidemann und seinen Mitarbeitern (Theresienklinik Bad Krozingen) nicht möglich gewesen. Auch ihnen gilt mein Dank.

Freiburg, Herbst 1987 HANNO BOTSCH

Inhaltsverzeichnis

VIII

1 Zur Geschichte
der szintigraphischen Myokarddarstellung

Die ersten Untersuchungen über die Möglichkeiten einer szintigraphischen Darstellung des Myokards mit Kalium (^{42}Kalium) wurden von Sapirstein 1956 sowie von Burch mit dem Kaliumanalog ^{86}Rubidium durchgeführt.

Carr et al. (1962) verwendeten das Kaliumanalog Cäsium, das jedoch deutlich geringer als Kalium im Myokard aufgenommen wird.

1971 wurde ^{43}Kalium für die Myokardszintigraphie eingesetzt (Hurley 1971), mit dem Strauß und Zare (1973) bereits Ruhe- und Belastungsuntersuchungen – ähnlich wie bei den heutigen Thalliumuntersuchungen – durchführten.

Wie aus Tabelle 1 ersichtlich, sind die untersuchten Kaliumisotope und die Kaliumanaloga Rubidium und Cäsium wegen ihrer ungünstigen physikalischen Eigenschaften für eine breitere Anwendung nicht geeignet.

Auf die Möglichkeit, radioaktives Thallium zur Myokarddarstellung zu verwenden, wies 1970 Kawana hin, der ein ähnliches biologisches Verhalten von ^{191}Thalliumionen und Kaliumionen feststellte. 1973 wurde von Lebowitz et al. die Herstellung von ^{201}Thallium beschrieben. Damit war ein verhältnismäßig günstiges Radioisotop zur Myokarddarstellung vorhanden. Zwischen 1974 und 1976 erschienen die ersten klinischen Studien zur Myokarddarstellung mit ^{201}Thallium (Strauß 1975; Ritchie 1975; Wackers 1975; Jambroes 1975; Parkey 1976; Hör 1974; Pohost 1976).

Tabelle 1. Physikalische und biologische Eigenschaften verschiedener myokardaftiner Isotope

Radionuklid	γ-Energie in keV	Halbwertszeit in Stunden	Grad der Myokardaffinität in %	Myokardiale Extraktionsrate in %
^{43}K	373 618	22	2,7	70
^{81}Rb	511 190	4,7	2,7	70
^{129}Cs	372 412	31	1,6	20
^{201}Tl	68–80 (Röntgen) 135, 167 (Gamma)	73	4–5	85

1976 verwendeten Ritchie et al. zur Unterscheidung von Ischämie und Narbe noch 2 im Abstand von 72 h gegebene Thalliuminjektionen. Pohost et al. schlugen 1977 eine Untersuchung mit Thallium mit nur einer Injektion unter Belastung und in Ruhe vor, wie sie im Prinzip auch heute durchgeführt wird.

2 Physikalische und biologische Eigenschaften

Thallium gehört ebenso wie Bor, Aluminium, Gallium und Indium zur 3. Hauptgruppe des Periodensystems. Die Größe des Kristallradius des Thalliums ist mit 1,44 A dem des Kaliums mit 1,33 A sehr ähnlich, womit sich zum Teil die Ähnlichkeit des physiologischen Verhaltens der beiden Substanzen erklärt. ^{201}Thallium wird durch Protonenbeschuß (31 MEV) über die Reaktion ^{203}Tl (p, 3n) ^{201}Pb hergestellt. ^{203}Pb zerfällt zu ^{201}Tl, das radiochemisch abgetrennt wird. Außer dieser indirekten Herstellung kann Thallium auch direkt aus Quecksilber hergestellt werden.

Thallium zerfällt unter Elektroneneinfang aus der K-Schale mit einer Halbwertzeit von 72 h in angeregtes ^{201}Hg.

Zur Myokarddarstellung dient vor allem die Eigenstrahlung des ^{201}Quecksilbers, die als Röntgenstrahlung einer Energie von 68–80,3 keV mit einem mittleren Prozentzerfall von 94,5% ausgesendet wird (Tabelle 1). Daneben werden Gammastrahlen mit einer Energie von 135 und 167 keV emittiert, die ca. 10% der Strahlenenergie des ^{201}Thalliums ausmachen. Das radioaktive Thallium ist praktisch frei von Trägersubstanzen. Die Kontamination von ^{200}Thallium (Gammaenergie 368 keV, HWZ 26 Tage) beträgt weniger als 1%, die von ^{202}Thallium weniger als 0,5% (Gammaenergie 441 keV, HWZ 12 Tage). Wegen der längeren Halbwertszeit von ^{200}Thallium und ^{202}Thallium erhöht sich die radiochemische Verunreinigung, wenn ältere Thalliumlieferungen verwendet werden.

Zum Zeitpunkt der Aktivitätseinstellung enthält die isotone Lösung (pH 4,5–6,5) eine Konzentration von 37 MBq (1 mCi)/ml. Die spezifische Aktivität beträgt 18,5 GBq (500 mCi)/mg Thallium. Die spezifische Gammastrahlenkonstante beträgt 0,47 rad/mCi/h bei 1 cm Abstand. Die Halbwertsschicht für Blei beträgt 0,23 mm, die Gewebshalbwertschichtdicke der Hg-Röntgenstrahlen 3,85 cm.

Thallium ist eine toxische Substanz. Bei einer Menge von ca. 1 mg/kg/ Körpergewicht treten typische Vergiftungserscheinungen auf, die LD 50 liegt bei Säugetieren zwischen 15,8 und 71 mg/kg (Smith und Carson 1977), die letale Dosis für einen Erwachsenen liegt bei 12 mg/kg Körpergewicht (Prick 1975). Aufgrund der hohen spezifischen Aktivität des ^{201}Thallium wird für eine Einzeldosis nur ca. 5 µg bis maximal 20 µg injiziert. Somit liegt die verabreichte Thalliummenge um den Faktor 10^5 unter der LD 50. Sie beträgt außerdem nur das doppelte bis 4fache des täglich im Gleichgewicht vom Organismus aufgenommenen Thalliums (Smith und Carson 1977).

2.1 Strahlenbelastung

Die Organe mit der höchsten Strahlenbelastung sind Herz, Niere, Darm und Leber. Die Strahlenbelastung für die einzelnen Organe ist aus Tabelle 2 zu ersehen.

Tabelle 2. Strahlenbelastung von [201]Thallium (Roedler, Kaul, Hine: Internal Radiation Dose in Diagnostic Nuclear Medicine. Verlag H. Hoffmann, Berlin 1978)

Dosis	Ovarien	Testes	Rotes Knochenmark	Nieren	Herz
2 mCi	0,3	0,3	0,25	0,4	0,2 rad/mCi
in SI-Einheiten: 74 MBq	81	81	68	110	54 µGy/MBq

2.2 Biokinetik des [201]Thallium

Beim Menschen findet sich eine mittlere biologische Halbwertszeit von 9,8 Tagen (7,4–12,4 Tage) (Atkins 1977). Die effektive Halbwertszeit beträgt damit 2,1–2,4 Tage. Über den Urin werden 3,5%, über die Faeces ca. 2% täglich ausgeschieden. In der Niere, und hier besonders im Nierenmark, wird Thallium in erheblichem Maße gespeichert. Über 40% reichern sich in der Skelettmuskulatur an. Im Herz werden 4–5% der Aktivität akkummuliert. Im Blut findet sich ein rascher Aktivitätsabfall auf 10% der Ausgangskonzentration nach 2 min und 1% nach 2 h (Okada 1982). Vom Herz wird das Thallium zu 85–88% aus dem Blut extrahiert. Diese Extraktion vermindert sich bei medikamentöser oder belastungsinduzierter Steigerung der Koronardurchblutung. Die Aufnahme des Thalliums erfolgt entsprechend dem regionalen Fluß und korreliert in Ruhe hervorragend mit genauen Referenzverfahren zur Durchblutungsuntersuchung wie der Xenon-Clearance (Nichols 1983) Messung mit radioaktiven Mikrosphären (Nielsen 1980) bei Untersuchungen an Patienten und im Tierversuch. Nach neueren Untersuchungen (Leppo 1986) entspricht die primäre Thalliumverteilung nach Injektion ausschließlich dem Flow und ist unabhängig von dem metabolischen und kontraktilen Zustand der Myokardzelle. Die Aufnahme des Thalliums ins Myokard erfolgt über einen aktiven Prozeß des Natrium-Kalium-AT-Phase-Systems, für das Thallium eine 10mal höhere Affinität aufweist als Kalium. Wahrscheinlich spielt aber auch ein passiver Transport entsprechend dem elektrischen Gradienten über der Zellmembran eine Rolle (Krivokapich 1977). Die Thalliumaufnahme wird erhöht durch Isoproterenol (Schelbert 1977), Dipyridamol (Büll 1978; Gould 1978), Oxyphedrin, Niphedipin und Glycerylnitrat. Erniedrigt wird die Thalli-

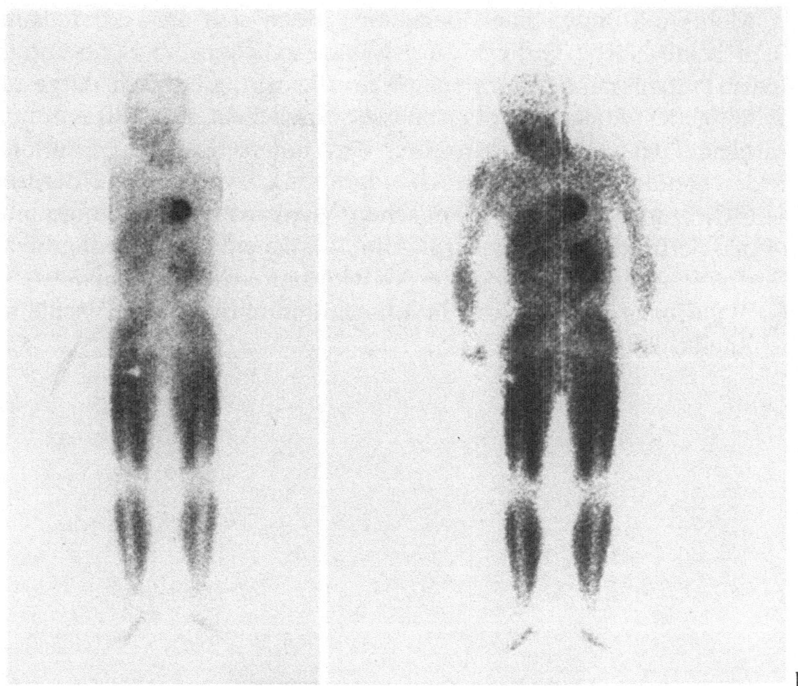

a   b

Abb. 1. Thalliumverteilung im Körper, dargestellt als Ganzkörperszintigramm nach Belastung (**a**) und in Ruhe (**b**)

umaufnahme durch β-Rezeptorenblocker (Costin 1976; Schelbert 1977) sowie durch Quabin. Durch eine Kaliuminfusion wird die Myokardanreicherung ebenfalls erniedrigt, gleichzeitig wird die Clearance aus dem Myokard gesteigert (Wilson 1983). Die Abgabe des Thalliums aus der Muskelzelle (Clearance oder Washout) kann mit einem Zweikompartimentmodell beschrieben werden, wobei eine initiale schnellere Clearance dem Abstrom des nicht extrahierten Thalliums aus dem interstitiellen Raum und eine zweite langsamere Phase dem Abstrom aus dem intrazellulären Raum entspricht (Grunwald 1981). Die Halbwertszeit der kardialen Thalliumclearance beträgt 4,4 h. Bei Erhöhung des koronaren Flusses z.B. durch Belastung ist die Clearance erhöht. Die Clearance zeigt hierbei eine gute Korrelation zur belastungsinduzierten Pulserhöhung (Kaul 1986). Im ischämischen Myokard ist die Clearance erniedrigt (Bateman 1984; Maddahi 1985).

Durch die Belastungsszintigraphie wird eine unterschiedliche Traceranreicherung im ischämischen und normal perfundierten Myokard dadurch erreicht und szintigraphisch sichtbar gemacht, daß stenosierte Koronararterien den Koronarfluß nicht in dem Maße steigern können wie gesunde Gefäße. Der Unterschied im Szintigramm ist aber geringer als es den tatsächlichen Durchblutungsverhältnissen entspricht, da eine Erhöhung des Koronarflusses zu einer Verminderung der Thalliumextraktionsrate führt.

5

Mehrere Stunden nach Belastung haben sich die Aktivitätsunterschiede, wenn keine Narbe vorliegt, zumeist ausgeglichen, im Spätszintigramm oder Redistributionsszintigramm entspricht die szintigraphisch dargestellte Aktivität dann der vitalen Myokardmasse. Nach heutiger Auffassung beruht der Ausgleich der Aktivität zwischen den unterschiedlich perfundierten Myokardarealen im Redistributionsszintigramm vorwiegend auf der unterschiedlichen Clearance, die im ischämischen Myokard deutlich langsamer ist als im normal perfundierten Myokard (Abb. 14). Da eine Myokardnarbe auch im Redistributionsszintigramm keine Aktivitätsanreicherung aufweist, kann durch das Belastungs- und Redistributionsszintigramm zwischen Ischämie und Narbe unterschieden werden.

3 Durchführung der Thalliumszintigraphie

3.1 Gammakamera

Für die szintigraphische Abbildung ist eine Gammakamera der neueren Generation mit mindestens 37 Photomultiplyern geeignet. Wegen der weichen Strahlung haben (mobile) Kleinfeldkameras mit einer Kristalldicke von ¼ Zoll für Thallium die besten Abbildungseigenschaften. Von den Großfeldkameras sind diejenigen mit einer Kristalldicke von ⅜ Zoll gegenüber ½ Zoll besser geeignet. Eine Homogenitätskontrolle der Gammakamera ist erforderlich. Da sich die Herzprojektion im Früh- und Spätszintigramm nie vollständig entspricht, können Inhomogenitäten von 10% schon zu Fehlern bei der Bildauswertung führen. Neben der möglichen Inhomogenität durch den Kamerakristall und durch Photomultiplyer sind bei modernen Gammakameras auch Inhomogenitäten durch Ausfall von Prozessoren zu berücksichtigen (Abb. 2).

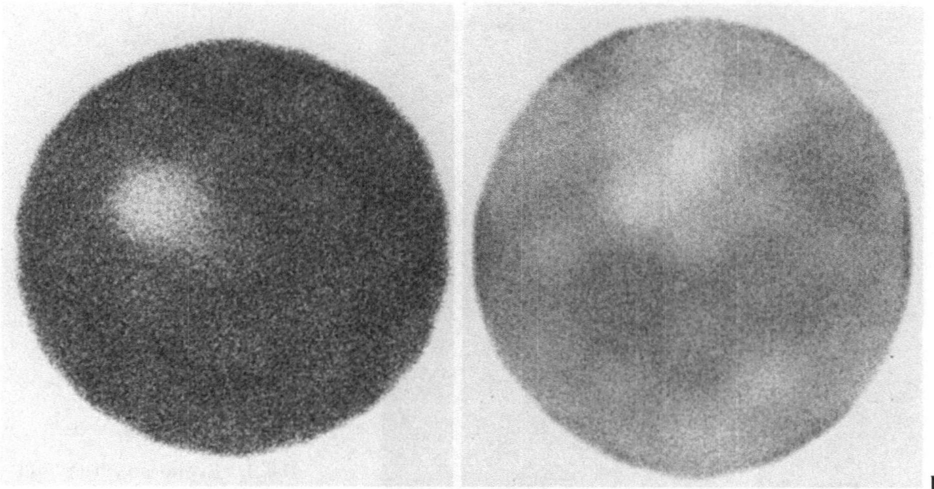

a b

Abb. 2. Kamerainhomogenität durch Ausfall eines Mikroprozessors (**a**) und eines Photomultipliers (**b**)

3.2 Kollimator

Von den niederenergetischen Parallellochkollimatoren ist der Niederenergie-
allzweckparallellochkollimator (all purpose) der beste Kompromiß zwischen
Auflösung und Untersuchungszeit. Neuerdings sind Kollimatoren mit sehr
dünnen Septen verfügbar, die das gute Auflösungsvermögen des All-purpose-
Kollimators mit der guten Zählausbeute des High-sensitivity-Kollimators ver-
binden. Bei diesen Kollimatoren muß jedoch darauf geachtet werden, daß die
Verunreinigung mit ^{202}Thallium (439 keV) gering ist (unter 2%). Auch ein di-
vergierender Kollimator vereinigt eine hohe Zählausbeute mit einer guten ört-
lichen Auflösung. Die um den Faktor 2 verbesserte Meßeffizienz kann dazu
genutzt werden, die Anzahl der Aufnahmeprojektionen zu erhöhen (Perquin
1986, persönliche Mitteilung) oder geringere Thalliummengen zu injizieren.
Mit dem konvergierenden Kollimator muß unter Umständen eine räumliche
Verzerrung des Ventrikels in Kauf genommen werden. Problematischer er-
scheint beim konvergierenden Kollimator die exakt reproduzierbare Einstel-
lung des Belastungs- und Ruheszintigramms.

3.3 Energieeinstellung

Die Hg-Röntgenstrahlung wird in einem Energiefenster von 20–30% zwischen
68 und 80 keV gemessen (Abb. 3). Durch ein asymmetrisches Energiefenster,

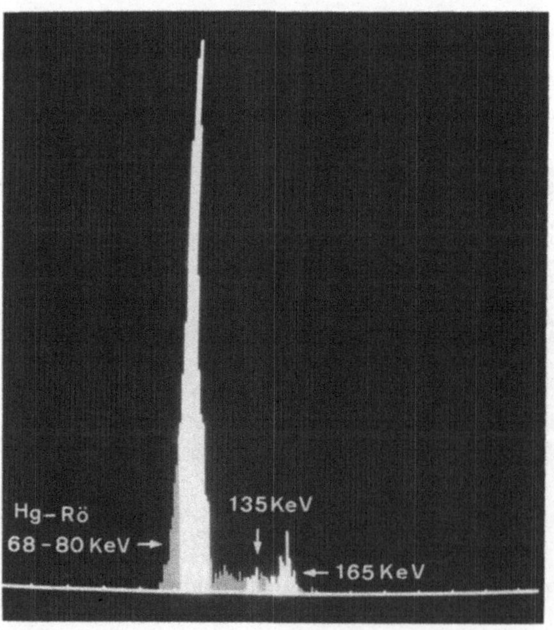

Abb. 3. Energiespektrum und Peakeinstellung von ^{201}Thallium, aufgenommen mit der Gammakamera

das den weiter niederenergetischen Strahlungsanteil ausspart, wird bei einer etwas geringeren Zählrate die Auflösung deutlich verbessert. Bei Verwendung von Gammakameras, die die gleichzeitige Messung mehrerer Energien zulassen, führt die Mitregistrierung der Gammapeaks bei 135 und 165 keV zu einer ca. 10%igen Erhöhung der Impulsausbeute.

3.4 Impulsvorwahl, Matrixgröße

300 000 Impulse pro Aufnahme werden allgemein als günstig für die Bildinterpretation angegeben. Es sollten möglichst keine Impulse aus der Abdominalregion mit den hohen Impulsraten aus Darm, Milz und Niere erfaßt werden, damit für das Belastungs- und Ruheszintigramm etwa vergleichbare Meßbedingungen vorliegen. Häufig führen Aufnahmen, die die Abdominalregionen mit erfassen, zu einer schlechten Abbildung des Herzens, da über dem Myokard selbst zuwenig Impulse aufgesammelt werden (Abb. 4). Bei ungezoomter Aufnahme kann, sobald sich die Herzkontur abzeichnet, über die benachbarten Abdominalorgane eine Bleilasche gelegt werden, so daß die abdominelle Radioaktivität weitgehend ausgespart bleibt. Für die Computerauswertung der Wash-out-Raten sind gleiche Aufnahmezeiten für das Belastungs- und Ruheszintigramm notwendig. Wir zählen bei der Belastungsuntersuchung 300 000 Impulse auf und wählen für die Ruheuntersuchung die dafür benötigte Zeit als Zeitvorwahl.

Die Matrixgröße sollte mit 128 gewählt werden, bei Zoomtechnik ist eine Matrix von 64 ausreichend.

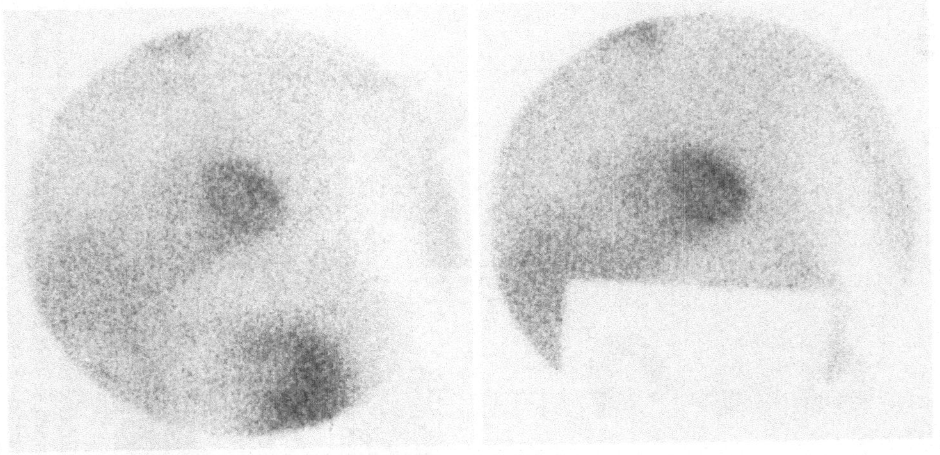

a   b

Abb. 4a, b. Ungezoomte Aufnahme des Herzens mit und ohne Abdeckung der Abdominalorgane. Durch die Aussparung der Abdominalorgane wird eine höhere Impulsdichte über dem Myokard erreicht (**b**). Die Aufnahmedauer erhöht sich dadurch etwas

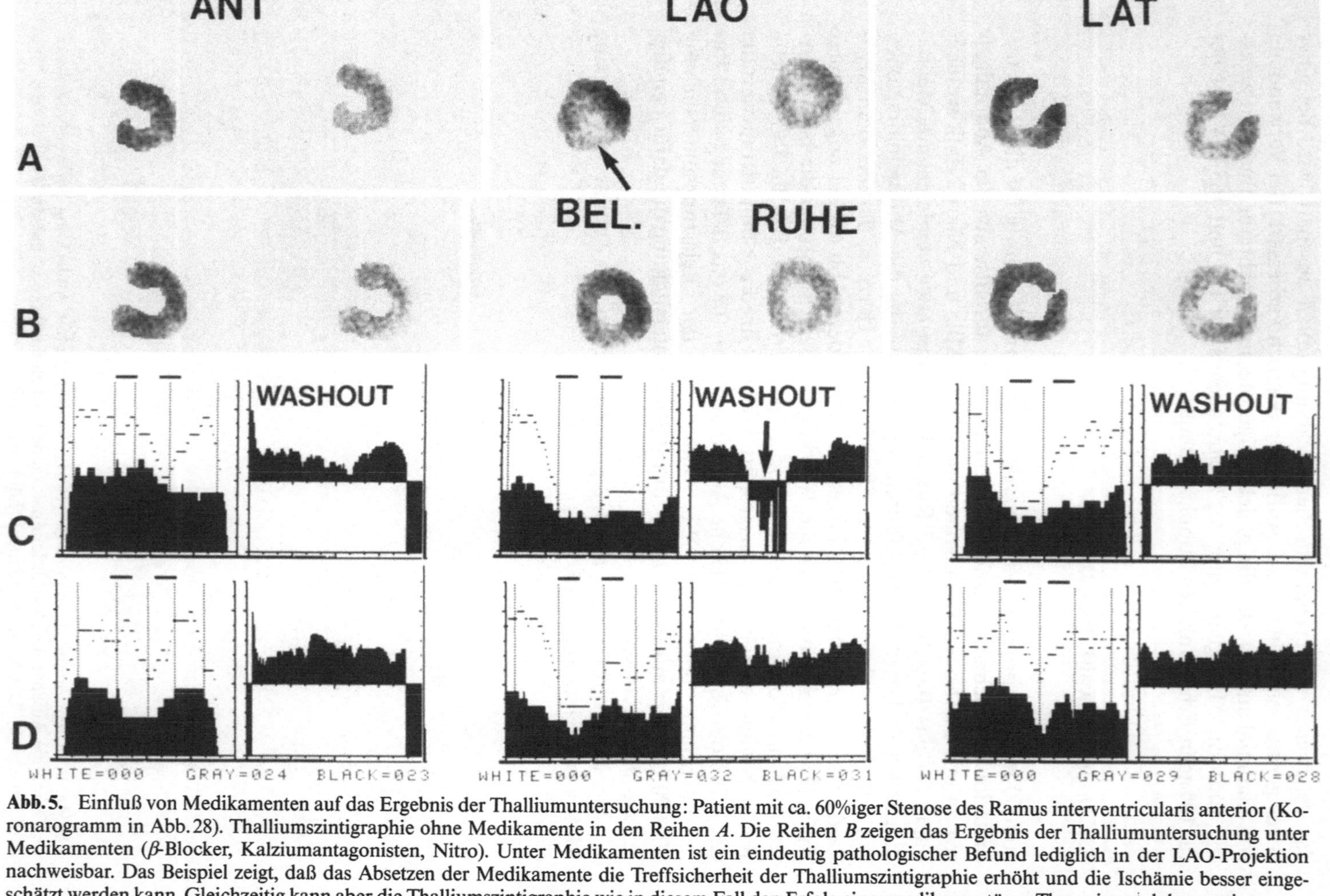

Abb. 5. Einfluß von Medikamenten auf das Ergebnis der Thalliumuntersuchung: Patient mit ca. 60%iger Stenose des Ramus interventricularis anterior (Koronarogramm in Abb. 28). Thalliumszintigraphie ohne Medikamente in den Reihen *A*. Die Reihen *B* zeigen das Ergebnis der Thalliumuntersuchung unter Medikamenten (β-Blocker, Kalziumantagonisten, Nitro). Unter Medikamenten ist ein eindeutig pathologischer Befund lediglich in der LAO-Projektion nachweisbar. Das Beispiel zeigt, daß das Absetzen der Medikamente die Treffsicherheit der Thalliumszintigraphie erhöht und die Ischämie besser eingeschätzt werden kann. Gleichzeitig kann aber die Thalliumszintigraphie wie in diesem Fall den Erfolg einer medikamentösen Therapie gut dokumentieren

3.5 Belastungsuntersuchung

Der Patient muß vor der Untersuchung nüchtern sein. Wegen der Beeinträch-
tigung des Untersuchungsergebnisses sollten, wenn möglich, β-Blocker, Nitra-
te und Kalziumantagonisten abgesetzt werden. Eine kalorienreiche Kost führt
nach den Untersuchungen von Wilson et al. (1986) auch zwischen Belastungs-
und Ruheuntersuchung zu einer erhöhten Clearance. Vor Beginn der Belastung wird ein Ruhe-EKG in 6 Ableitungen geschrieben, sowie ein venöser
Zugang gelegt, damit bei der Injektion der Substanz gegen Ende der Belastung eine paravenöse Injektion vermieden wird. Bei paravenöser Injektion
wird neben einer geringeren Thalliumaufnahme im Herzen das Untersu-
chungsergebnis durch eine Verringerung des Washouts verfälscht. Nach den
Untersuchungen von Gal und Port (1986) führt die Injektion in periphere oder
lateral antekubische Venen in über 50% zu einem längeren Verbleib des Thalliums in diesen Venen. Wir selbst haben bei Injektion zumeist in eine Vene des
Handrückens praktisch nie einen langsamen Washout, der nicht durch eine
KHK oder ungenügende Belastung erklärt werden konnte, gesehen. Die Belastung erfolgt stufenweise, entweder am Laufband, im Sitzen oder im Liegen.
Als Vorteil einer Untersuchung im Stehen (Laufband) kann eine stärkere
Myokardanreicherung und geringere Lungenaktivität gelten (Lear 1986). Andererseits sollen Perfusionsdefekte eher bei Belastung im Liegen zu erreichen
sein (Kelly 1984). Wir bevorzugen die Belastung im Liegen. Die Belastung
wird fortgesetzt, bis mindestens 90% der vorher berechneten maximalen Herzfrequenz oder bis Ermüdung, Angina pectoris oder EKG-Veränderungen (ST-
Senkung bzw. Rhythmusstörung) zum Abbruch der Belastung führen. Die Belastungsuntersuchung sollte so durchgeführt werden, daß der Patient die
Belastung auf der Maximalstufe noch 30–60 s nach der Injektion fortsetzen
kann und so die Belastungsbedingungen noch während des hohen Thallium-
blutspiegels vorliegen. Direkt im Anschluß an die Belastung wird der Patient
an der Gammakamera, die möglichst im selben Raum wie die Ergometrie sein
sollte, im Liegen in mehreren Aufnahmeprojektionen untersucht. Da unter
Umständen schon nach 20 min ein belastungsinduzierter Speicherdefekt nicht
mehr nachweisbar ist, muß die Belastungsuntersuchung zügig durchgeführt
werden und sollte spätestens nach 30 min beendet sein.

3.6 Belastungsuntersuchung nach Medikamenten
(Dipyridamol oder Dobutamin)

Nicht alle Patienten mit Verdacht auf koronare Herzerkrankung können einer
Belastungsuntersuchung unterzogen werden, z. B. Patienten mit peripherer ar-
terieller Verschlußkrankheit, Lungenerkrankung, schlechtem Allgemeinzu-

stand oder unzureichender Motivierbarkeit. Für diese Patienten ist die Belastungsuntersuchung nach Dipyridamol oder Dobutamin eine gute Alternative (Albro 1987; Gould 1978; Okada 1980; Strauß 1977). Die Untersuchung mit Dipyridamol hat gegenüber der Belastungsuntersuchung folgende Vorteile:

1. Sie ist weniger zeitaufwendig und ohne Ergometriearbeitsplatz möglich.
2. Das Verhältnis der Aktivität im Myokard zum Background ist günstiger.
3. Nach Absetzen des Medikamentes ist die Erhöhung des Koronarflusses länger anhaltend.

Dem gegenüber stehen folgende Nachteile: Die gleichzeitige Prüfung der Belastbarkeit mit EKG-Veränderungen ist nicht möglich. Gelegentlich sind schwere Nebenwirkungen zu beobachten. Unter diesen finden sich Angina pectoris, ST-Senkungen, ventrikuläre Arrhythmien, außerdem nichtkardiale Nebenwirkungen wie Übelkeit, Kopfschmerzen, Benommenheit, Gesichtsrötung und Brechreiz. Am liegenden Patienten wird Dipyridamol über 4 min in einer Dosis von 0,14 g/kg/min infundiert. EKG, Puls und Blutdruck werden über 10 min, wenn notwendig länger, registriert. Schwere Nebenwirkungen durch Dipyridamol wie Angina pectoris, Schwindel und Brechreiz werden, wenn sie auftreten, mit 100 mg Aminophyllin intravenös behandelt. Wenn die Symptome nach 10 min nicht zurückgehen, wird eine weitere Dosis Aminophyllin injiziert. Der Patient wird nach der Dypiradamolinfusion halb aufgerichtet. 7 min nach Infusionsbeginn wird Thallium injiziert, die Szintigramme werden 5 min nach der Thalliuminjektion begonnen.

Alternativ zur intravenösen Dipyridamolgabe kann die Untersuchung auch nach oraler Gabe von 300 mg Dipyridamol durchgeführt werden. 45 min nach der Gabe von Dipyridamol wird Thallium injiziert, 5 min später mit der Szintigraphie begonnen. Die EKG-, Puls- und Blutdrucküberwachung empfiehlt sich bei oraler Anwendung alle 5 min über 45 min (Gould 1986, Mahmarian 1986).

Neben dem Koronardilatator Dipyridamol wurde auch die Möglichkeit einer Belastung mit Dobutamin getestet (Mason 1984). Die Ergebnisse für den Nachweis oder Ausschluß einer koronaren Herzerkrankung sind durch Medikamentenbelastung ebenso gut wie nach körperlicher Belastung (Leppo 1982; Albro 1978; Gould 1978; Josephson 1982).

3.7 Szintigraphische Aufzeichnung

Der linke Ventrikel hat in der a.p.- und der seitlichen Projektion im allgemeinen Hufeisenform, in der LAO-Projektion meist eine Ringform (Abb. 6). Der rechte Ventrikel, der nur ein Drittel der Myokardmasse des linken Ventrikels besitzt und dazu pro Gramm Muskelgewebe geringer durchblutet wird, wird häufig nur im Belastungsszintigramm erkennbar. Die Vorhöfe stellen sich weder im Ruhe- noch im Belastungsszintigramm dar.

Da nur die Myokardabschnitte beurteilt werden können, die randständig liegen bzw. orthograd getroffen werden, muß das Herz in mehreren Projektionen aufgenommen werden. A.p.-Projektion und linksschräge (LAO-Projektion) sind für die Beurteilung der Szintigramme die wichtigsten, mit ihnen sollte begonnen werden. Die Szintigramme der einzelnen Aufnahmeprojektionen einschließlich der Myokardsegmente und der Gefäßversorgung sind in Abb. 7 wiedergegeben. Auf der a.p.-Aufnahme ist das anterolaterale, apikale und inferiore Segment zu erkennen. Die ersten beiden werden vom Ramus interventrikularis anterior (RIA oder engl. Left anterior descending coronary artery, abgekürzt LAD) der linken Kranzarterie versorgt, das inferiore von der rechten Kranzarterie versorgt. Auf der LAO-Projektion erkennt man das Septum interventrikulare, versorgt vom Ramus interventrikularis anterior, die Posterolateralwand, die vom Ramus cirkumflexus (engl. abgekürzt LCX) der linken Kranzarterie versorgt wird sowie den inferoapikalen Myokardabschnitt. Auf der linksseitlichen oder 70°-LAO-Projektion ist das anteriore (versorgt vom RIA) sowie das inferiore posterobasale Segment – versorgt von der rechten Kranzarterie – (engl. abgekürzt RCA) randständig. Das apikale und inferoapikale Segment lassen sich nur bei Kenntnis des Koronarbefundes einem Gefäß zuordnen. In etwa 80–90% werden diese Segmente von der rechten Kranzarterie versorgt (Rechtsversorgungstyp und balancierter Typ). Die Abb. 8 zeigt die Darstellung unterschiedlich lokalisierter Infarkte in den einzelnen Aufnahmeprojektionen. Wir untersuchen in 3 Projektionen (a.p., 45° LAO und linkslateral), wobei die linkslaterale Aufnahme in Rechtsseitenlage des Patienten durchgeführt wird. Bei der linkslateralen Aufnahme in Rückenlage werden durch Zwerchfell und Abdomen in etwa 10–15% Speicherdefekte in der Hinterwand vorgetäuscht (Abb. 9). Eine Reihe von Untersuchern bevorzugen als

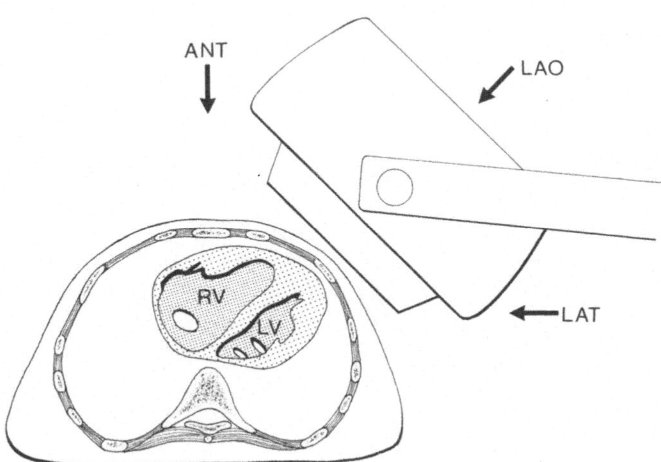

Abb. 6. Die Projektionen anterior, LAO 45° und linksseitlich bei der Thalliumszintigraphie. Die senkrecht zur Gammakamera stehenden Myokardabschnitte werden abgebildet; so z.B. bei der LAO-Projektion das Septum interventriculare und die Posterolateralwand

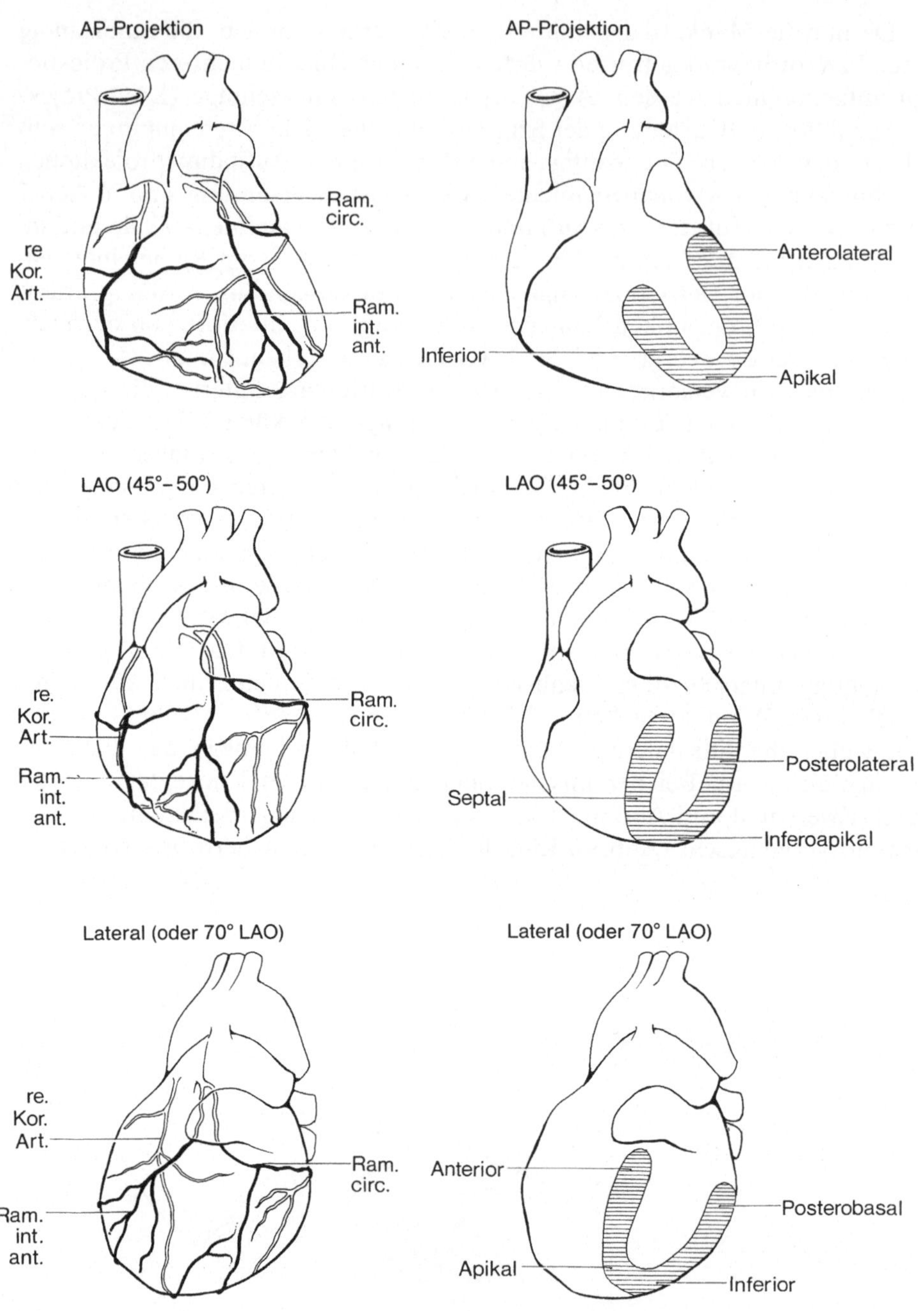

Abb. 7. Schematische Darstellung der Herzkranzgefäße *(links)*, des Myokards im Thalliumszintigramm mit den einzelnen Segmenten *(Mitte)* sowie Szintigraphie bei normalem Myokard *(rechts)* in den 3 Projektionen anterior, LAO 45° und linksseitlich

14

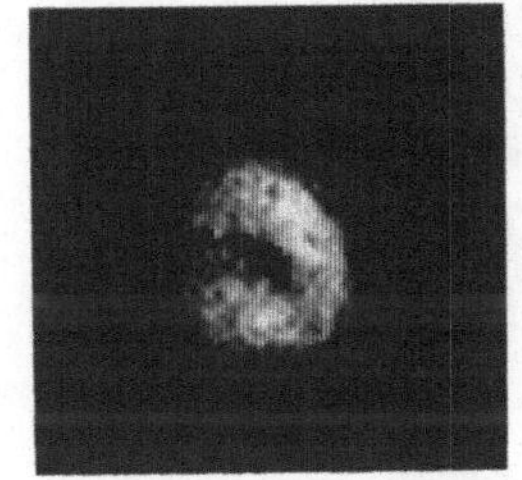

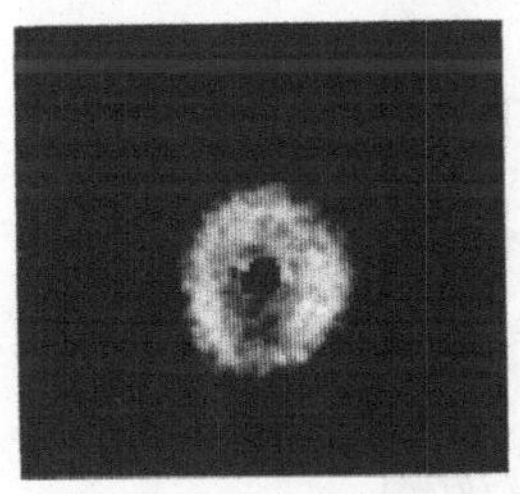

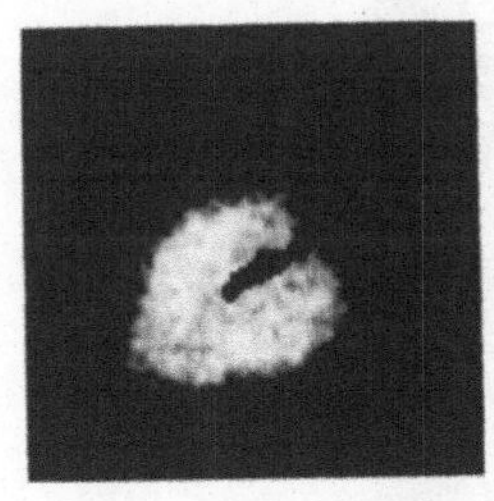

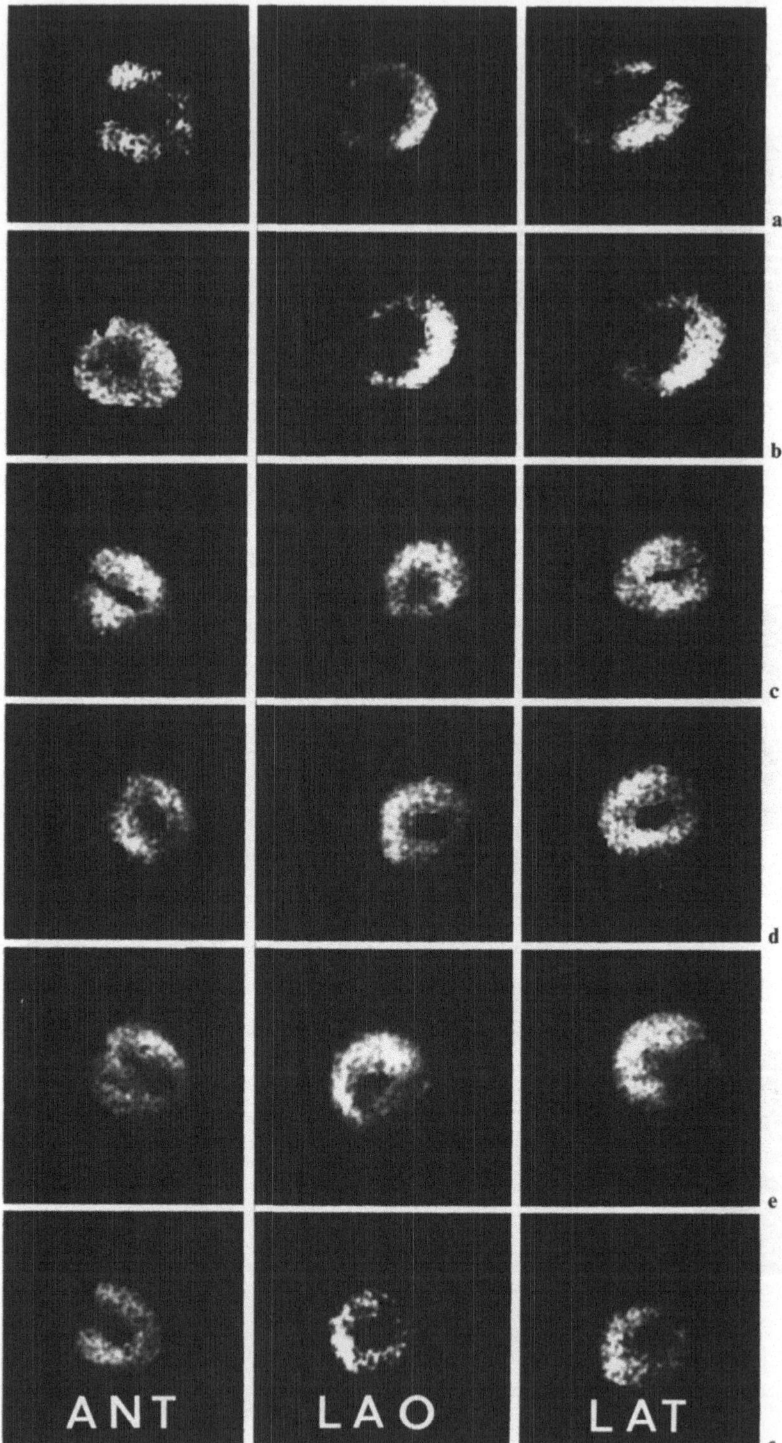

ANT
LAO
LAT
a
b
c
d
e
f

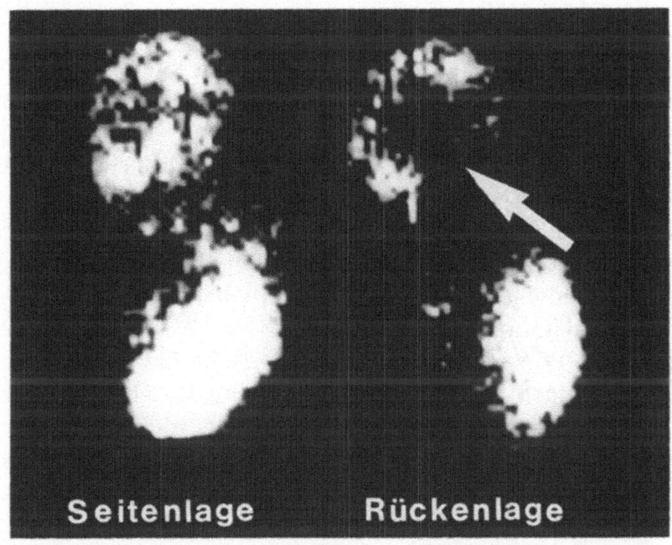

Abb.9. Speicherdefekt, vorgetäuscht bei linkslateraler Projektion und Rückenlage des Patienten *(Pfeil)*

◄ **Abb.8a–f.** Beispiele für Infarkte mit entsprechenden Projektionen im Szintigramm. **a** Großer Vorderwandinfarkt mit Ausfall des Septums, der Spitze und Teilen der Anterolateralwand. **b** Vorderwandinfarkt, der auf das Septum beschränkt bleibt. Anteriore Projektionen unauffällig. **c** Inferoapikaler Infarkt, nur in anteriorer und linksschräger Projektion erkennbar. **d** Posterolateraler Infarkt, der in der lateralen Projektion nicht mehr erkennbar ist. **e** Großer posterolateraler Infarkt. **f** Kleiner vorwiegend posterobasaler Infarkt, in der anterioren Projektion nicht nachweisbar

Standardaufnahmen die a.p.-Projektion sowie die LAO-Projektion bei 50° und 70° (letztere anstelle der linkslateralen Projektion). Auf der LAO-Projektion bei 40° ist der apexnahe Anteil auf der 70°-LAO-Projektion der mehr basale Anteil des Septums besser erkennbar. Eine weitere Projektion, die RAO-Projektion, wird nicht routinemäßig durchgeführt, da in dieser Projektion das Herz weiter vom Kollimator entfernt ist. In dieser Projektion sind vor allem die inferioren Myokardabschnitte gut beurteilbar.

2–6 h nach Injektion wird das Ruhe- oder Redistributionsszintigramm durchgeführt. Bei verzögerter Redistribution muß zusätzlich zu einem noch späteren Zeitpunkt (z.B. 24 h) untersucht werden (s. Kap. 4).

4 Beurteilung der Szintigramme

Die Betrachtung der analogen Bilder ist auch bei einer Computerauswertung stets erforderlich. Manche falsch-positiven Befunde lassen sich durch kritische Betrachtung des Analogbildes vermeiden. Speicherdefekte können durch die Brustüberlagerung bei Patientinnen im Vorderwandbereich vorgetäuscht werden (Stolzenberg 1978; Berman 1981) (Abb. 10). Inferior kann die Hinterwand durch das Zwerchfell überdeckt werden (Gordon 1979) (s. auch Abb. 9). Weiterhin sind beträchtliche Variationen der Ventrikeldarstellung bezüglich der Myokarddicke und -konfiguration entsprechend der Lage des linken Ventrikels im Thorax zu beachten (Wackers 1977; Wackers 1978a; Wackers 1980a; Gerwitz 1979a; Gerwitz 1981). Da ischämie- oder narbenbedingte Aktivitätsminderungen im Thalliumszintigramm durch überlagerndes normales Myokard häufig nicht zum völligen Speicherdefekt führen, erfolgt die Diagnose der Ischämie in vielen Fällen durch den Vergleich des Ruhe- und Belastungsbildes, d. h. durch die Beurteilung, ob die beiden Szintigramme identisch sind oder ob eine Umverteilung der Aktivität im Spätszintigrammen erkennbar ist. Wegen der nur mäßigen Abbildungsqualität des Thalliumszintigramms ist ein solcher Vergleich rein visuell in vielen Fällen schwierig. Die Bilder werden durch eine Computerverarbeitung leichter lesbar. Hierzu gehört vor allem eine Glättung der Bilder, eine Kontrastanhebung sowie eine Hintergrundsubtraktion. Eine zu starke Kontrastanhebung kann jedoch leicht zu falsch-positiven Befunden führen. Die Backgroundsubtraktion beträgt zwischen 20 und 30%, wobei zu beachten ist, daß jede Backgroundsubtraktion bei der Myokardszintigraphie problematisch ist. In experimentellen Untersuchungen hat sich ge-

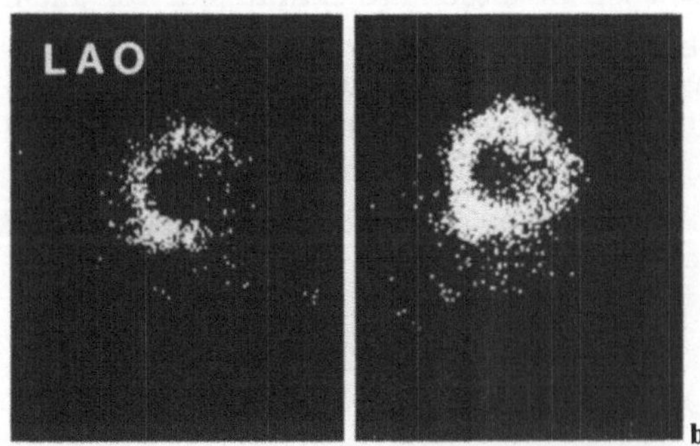

Abb. 10a, b. Durch Mammaüberlagerung vorgetäuschter Speicherdefekt (a)

zeigt, daß eher zu viel Background subtrahiert wird (Narahara 1977). Die Backgroundsubtraktion erfolgt heute bei den meisten Computerprogrammen in Form der von Goris (1976) vorgeschlagenen sog. interpolativen Backgroundsubtraktion. Bei dieser wird berücksichtigt, daß der Background der Herzregion nicht homogen ist, sondern, daß sich die Countrate des Thoraxuntergrundes entsprechend der anatomischen Thoraxkonfiguration wie eine geneigte Ebene vorstellen läßt. Bei dem Verfahren nach Goris wird die Hintergrundsubtraktion in horizontaler und vertikaler Richtung Pixel für Pixel durchgeführt, wobei die Bezugspunkte die Countraten des gewählten Bildrandes darstellen.

Als Ischämie gilt eine auf 70–80% geminderte Countrate gegenüber dem normalen Myokard. Zur Objektivierung eines Speicherdefektes wurden verschiedene quantitative Verfahren vorgeschlagen (Büll 1976; Pretschner 1979; Standke 1980). Die Erstellung von Aktivitätshistogrammen in horizontaler Richtung über den linken Ventrikel ist eine einfache Methode, mit der pathologische Befunde objektiviert werden können (Abb. 11). Mit der zirkumferentiellen Profilanalyse (Burow 1979) ist ein Vergleich der Aktivitätseinlagerung zwischen Ruhe- und Belastungsszintigramm über allen Herzregionen einschließlich Herzspitze möglich. Heute sind die Auswertungsprogramme insofern standardisiert, als zumeist dem Verfahren der Arbeitsgruppe um Berman (1981) gefolgt wird. Mit diesem Programm ist es möglich, für jede Herzregion die initiale Aktivitätsanreicherung und den regionalen Washout zu erstellen. Die Programme unterscheiden sich im wesentlichen nur noch durch die mitausgegebenen Normalbereiche und die unterschiedliche bildliche Darstellung der quantitativen Ergebnisse. Das bei unseren Patienten verwendete Auswertungsprogramm ist in den Abb. 12 A–H wiedergegeben.

Reversible Defekte sind Defekte, die im Belastungsszintigramm, jedoch nicht mehr im Ruheszintigramm nachweisbar sind. Sie entsprechen einer belastungsinduzierten Ischämie. Ein nicht reversibler Defekt entspricht einem

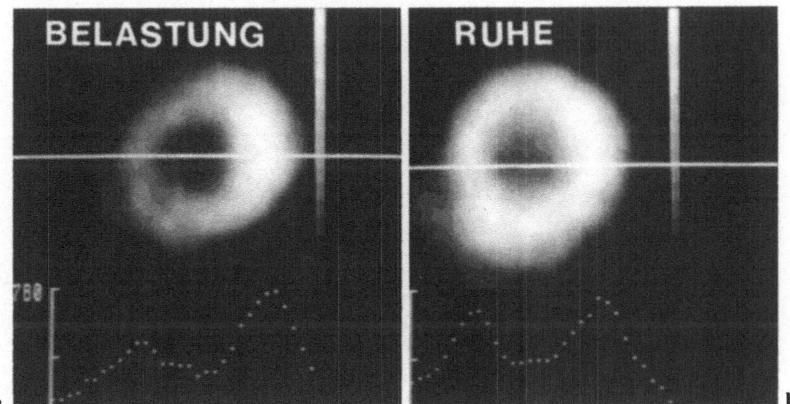

Abb. 11a, b. Aktivitätshistogramm mit verminderter Speicherung septal im Belastungsszintigramm (Schichtaufnahme)

19

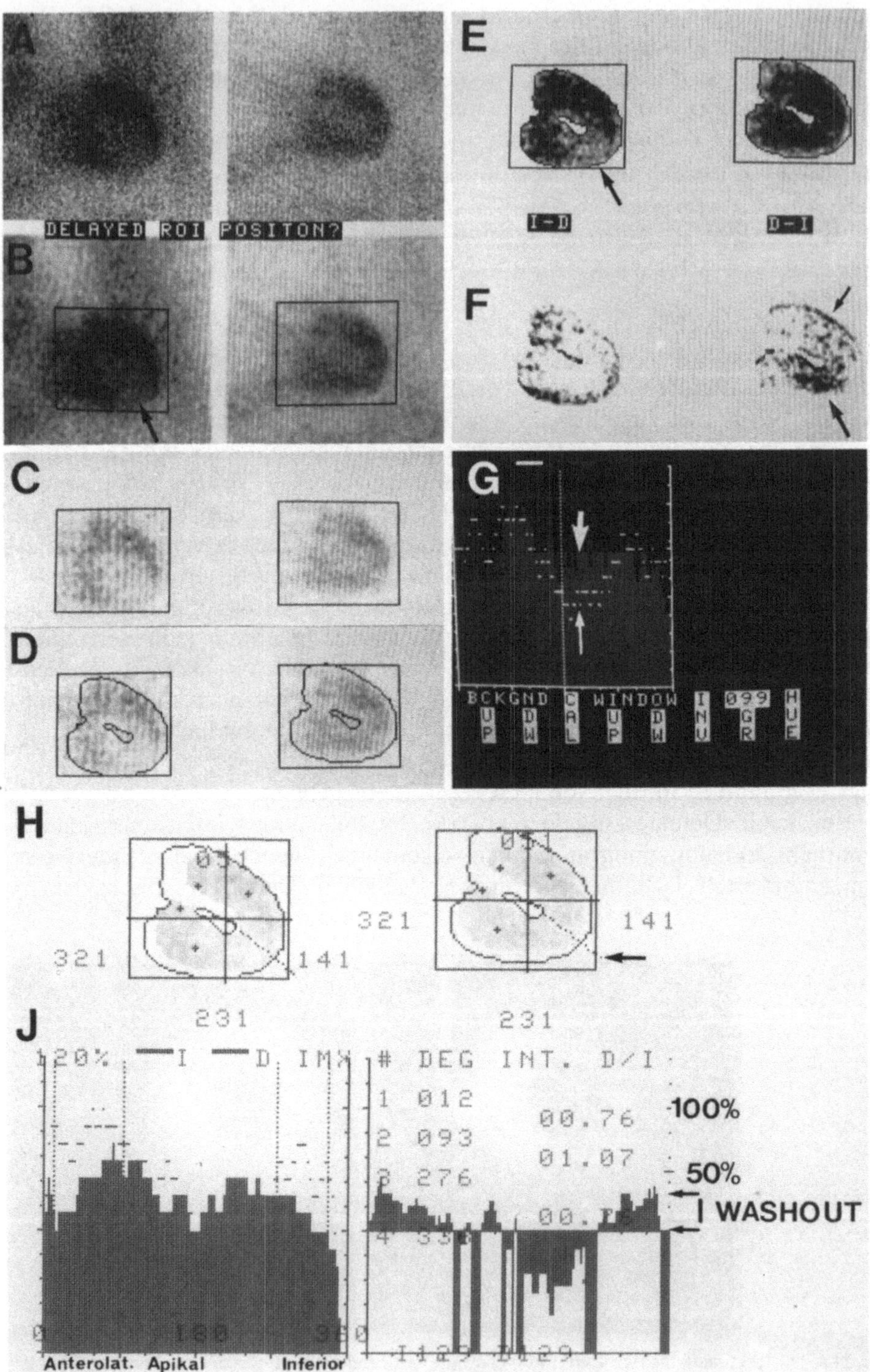
A
DELAYED ROI POSITON?
B
C
D
E
I-D
D-I
F
G
BCKGND C WINDOW I 099 H
UP DW A UP DW N G U
L U R E
H
031
321 141
321 141
231 231
J
20% I D IM% # DEG INT. D/I
1 012 00.76 100%
2 093 01.07
3 276 50%
00. WASHOUT
4 33
Anterolat. Apikal Inferior
1129 0429

◄ **Abb. 12 A–J.** Einzelschritte bei der quantitativen Szintigrammauswertung mit Profilanalyse und Washout-Berechnung. **A** Unverarbeitete Szintigramme. **B** Untergrundsubtraktion nach der von Watson modifizierten Methode nach Goris. Setzen von Regions of interest *(ROI)* um das Myokard. **C** Szintigramm nach Backgroundsubtraktion, **D** Eingezeichnete ROI des Myokards. **E** Normalisierung. **F** Darstellung des Differenzbildes I–D *(links)* sowie des Paradoxbildes D–I *(rechts)*. Auf letzterem ist die Ischämie dunkel dargestellt *(großer Pfeil)*. Die gute Überlagerung des Ruhebildes mit dem Belastungsbild erkennt man an der nur geringen Kantenbildung am oberen Rand des Myokards *(kleiner Pfeil)*. **G** Zirkumferenzprofil von Belastungsszintigramm und Ruheszintigramm *(dicker Pfeil)*, normiert auf gleiches Impulsmaximum. **H** Durch Festlegung der Herzspitze *(Pfeil)* werden die Profillinien justiert. Dadurch ist eine Korrektur von Bildverschiebung bzw. Bilddrehung des Belastungs- und Ruhebildes zueinander möglich. Die Gradeinteilung richtet sich nach der Herzspitze (= 180°) **J** Darstellung der Profilkurven des Ruhe- und Belastungsszintigramm *(links)*. Washout-Kurve rechts. Zwischen beliebig zu setzenden Kursoren (im Bild 4) werden die Impulsverhältnisse von Belastungs- und Ruheszintigramm in den dazwischen liegenden Winkelabschnitten angegeben

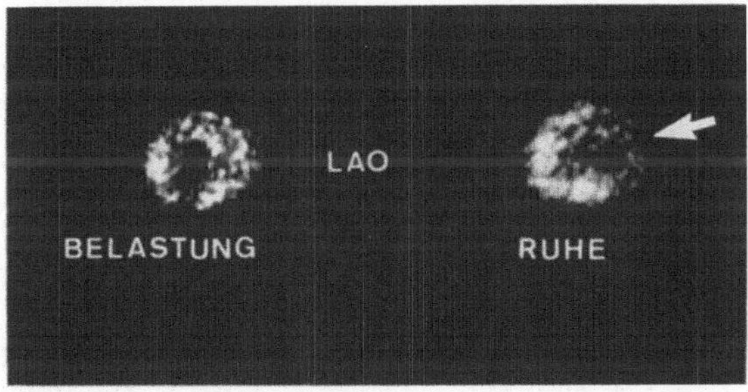

Abb. 13. Paradoxe oder „reverse" Redistribution mit Speicherdefekt im Ruheszintigramm *(Pfeil)* posterolateral. Dieser Myokardabschnitt ist im Belastungsszintigramm unauffällig

Myokardinfarkt. In diesem Fall ist keine Veränderung zwischen Belastungs- und Redistributionsszintigramm bezüglich Größe oder Intensität des Defektes erkennbar. Bei etwa 5% der Patienten kann das Phänomen der „Reverse redistribution" (oder paradoxe Umverteilung) auftreten (Silberstein 1985; Berman 1981; Tanacescou 1979; Hecht 1979). Bei dieser Befundkonstellation ist ein Defekt im Redistributionsszintigramm in einer Region zu sehen, die beim Belastungsszintigramm noch normal war (Abb. 13). Die Erklärung dieses Phänomens bereitet Schwierigkeiten. Wahrscheinlich ist die Myokardregion, die das Phänomen einer Reverse redistribution aufweist, bei einer Mehrgefäßerkrankung die noch am besten versorgte Region (Berman et al. 1981). Andere Ursachen wie Kollateralen, Myokardveränderungen durch Kardiomyopathie oder Überlagerung von Narbengewebe und ischämischem Herzmuskel mögen in Einzelfällen ebenfalls das Phänomen einer Reverse redistribution bedingen (Silberstein 1985). Gehäuft ist die Reverse redistribution bei Patienten mit Aortenstenose zu sehen (Candell-Riera 1986).

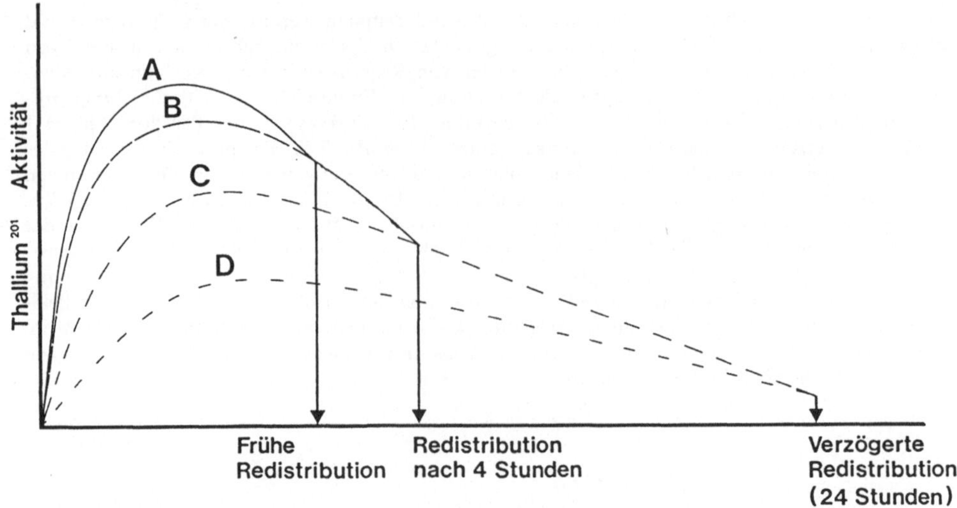

Abb. 14. Thalliumaktivität in einem normal perfundierten Segment *(A)*. Bei nur geringfügig verminderter Perfusion *(B)* ist die Aktivität frühzeitig auf gleicher Höhe wie im normalen Myokardabschnitt. Eine durchschnittliche Redistribution wird im stärker minderperfundierten Abschnitt *(C)* erreicht. Ist das gegenüberliegende Myokardsegment ebenfalls minderperfundiert *(C)*, wird eine Redistribution szintigraphisch erst verspätet eintreten *(D)* entspricht der Thalliumaktivität im Bezirk mit der schlechtesten Perfusion)

Der Zeitpunkt, bis zu dem eine völlige Redistribution im ischämischen Myokard eingetreten ist, ist außerordentlich variabel. Auf der einen Seite kann bei nur geringgradiger Stenosierung die Redistribution sehr rasch erfolgen, so daß, wenn die Untersuchung nicht zügig durchgeführt wird, die Ischämie nicht nachgewiesen wird. Auf der anderen Seite zeigen etwa 20%, nach neueren Untersuchungen bis zu 50% (Muto 1986; Cloninger 1986) der ischämischen Myokardsegmente eine späte Redistribution (Gutman 1983). Bei diesen handelt es sich um Segmente, die von Gefäßen mit sehr ausgeprägten Stenosen versorgt sind (Berman 1978; Cooper 1980) mit mäßiger Kollateralversorgung (Cooper 1980) und bei denen in kontralateralen Myokardabschnitten ebenfalls eine Ischämie vorliegt. Ein Modell zur Beschreibung des Mechanismus der frühen und späten Redistribution ist in Anlehnung an Gutman in Abb. 14 wiedergegeben. Die Unterscheidung, ob eine Myokardnarbe oder eine Ischämie mit später Redistribution vorliegt, ist durch zusätzliche Szintigraphie z. B. 24 h nach Injektion möglich. Ein persistierender Defekt im 4-h-Szintigramm sollte nicht von vornherein als Infarkt gewertet werden, zumal, wenn für einen solchen anamnestisch oder von Seiten des EKG-Befundes keine Anhaltspunkte vorhanden sind. Das Phänomen der späten Redistribution beeinträchtigt nicht die Treffsicherheit der Thalliumszintigraphie für die Diagnose KHK oder den Ischämienachweis, kann jedoch zu einer Überschätzung einer gleichzeitig vorliegenden Myokardnarbe bzw. Fehldiagnose „Infarkt" führen, falls eine Spätaufnahme nicht durchgeführt wird.

5 Lunge und rechter Ventrikel

5.1 Vermehrte Thalliumaufnahme in der Lunge nach Belastung

Bei einem Teil der Patienten findet sich im Belastungsszintigramm eine verstärkte Anreicherung in der Lunge (Abb. 15). Mit der Region-of-interest-Technik läßt sich die Lungenaktivität quantifizieren. Der Quotient Lungenaktivität/maximale Myokardaktivität liegt bei Patienten ohne koronare Herzerkrankung und ohne gestörter Ventrikelfunktion stets unter 50%. Statistisch steigt der Quotient mit der Zunahme der Ausdehnung der koronaren Herzerkrankung an, so daß eine erhöhte Lungenaktivität häufiger bei Patienten mit Dreigefäßerkrankung nachzuweisen ist. Andererseits wurde eine vermehrte Lungenaktivität auch bei 27% der Patienten mit einer Eingefäßerkrankung bei Stenose der LAD gefunden (Liu 1985). Die vermehrte Lungenaktivität ist stets Zeichen einer belastungsinduzierten linksventrikulären Funktionseinschränkung und korreliert gut mit dem pulmonalen Druck (Abb. 16) (Boucher 1980). Die Aktivität in der Lunge sollte bei Bildbeurteilung und Befundung stets miteinbezogen werden, zumal die Thalliumanreicherung in der Lunge für die Prognose einer KHK aussagekräftig ist (Tanaka 1984; Gibson 1984; Gibson 1985).

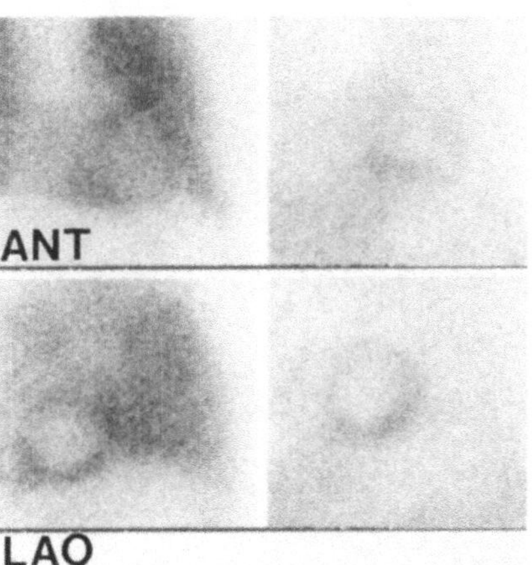

Abb. 15. Betonte Lungenanreicherung im Belastungsszintigramm

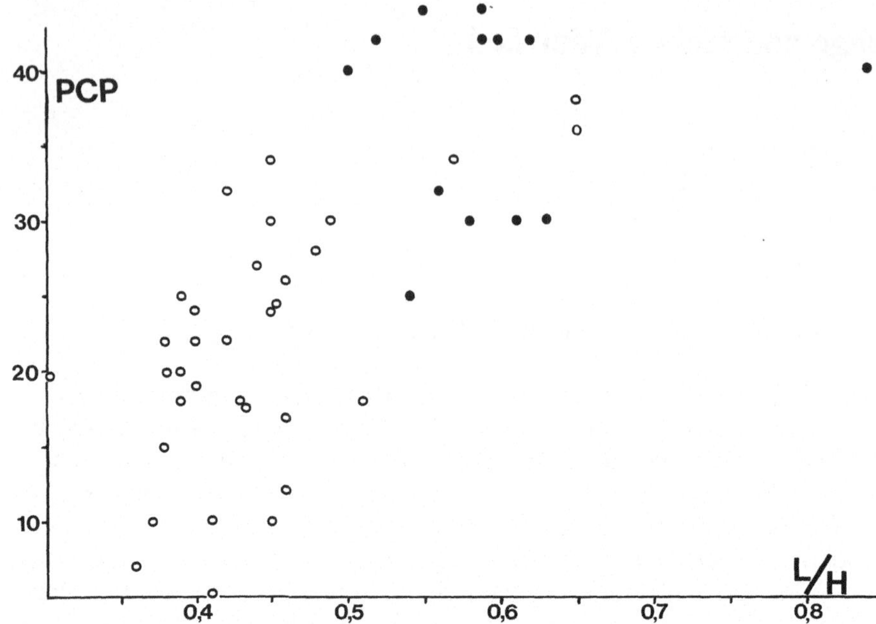

Abb. 16. Beziehung zwischen Lungen-Herz-Quotient im Thalliumszintigramm und pulmonalem Kapillardruck unter Belastung. Bei den ausgefüllten Kreisen ist gleichzeitig die Thalliumablagerung in den Lungen erhöht

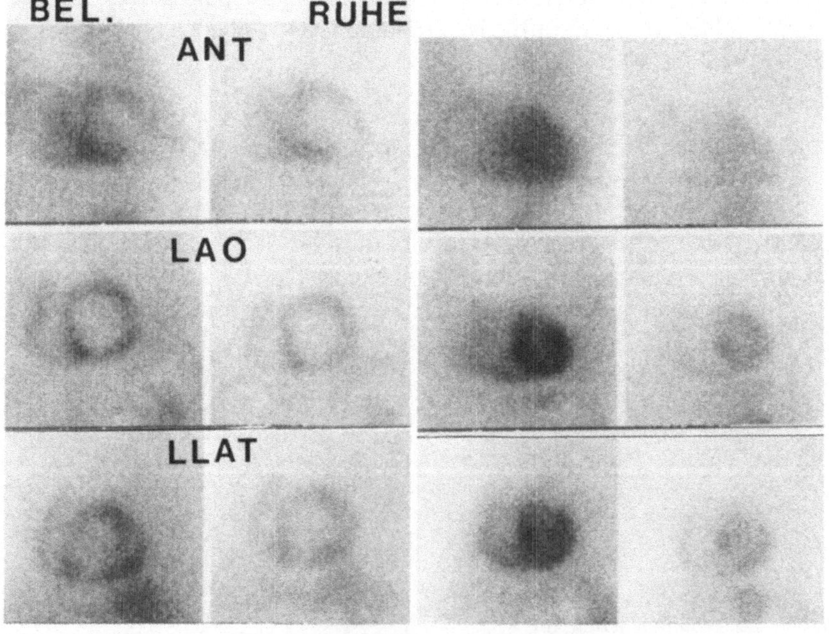

Abb. 17. Zwei Beispiele mit Darstellung des rechten Ventrikels in Ruhe

24

5.2 Rechter Ventrikel

Die szintigraphische Darstellung des rechten Ventrikels ist im Belastungsszintigramm ein häufiger Befund. Ein Perfusionsdefekt der inferioren Wand des
linken Ventrikels zusammen mit einem Perfusionsdefekt des rechten Ventrikels weist auf eine proximale Stenose der rechten Koronararterie hin. Sind
beide Regionen regulär perfundiert, ist eine proximale Stenose der rechten
Koronararterie unwahrscheinlich (Gutman 1983; Brown 1983). Die szintigraphische Darstellung des rechten Ventrikels im Ruheszintigramm ist dagegen
immer als pathologischer Befund zu werten. Bei reiner Volumenbelastung ist
das Lumen des rechten Ventrikels dilatiert und von einem dünnwandigen
Myokard umgeben. Bei Druckbelastung des rechten Ventrikels findet sich eine Streckung des Septums, eine Verdickung der Muskulatur des rechten Ventrikels sowie ein normales Lumen. Für den Nachweis einer Druck- oder Volumenbelastung des rechten Ventrikels ist die Thalliumszintigraphie sensitiver
als die Röntgenuntersuchung und das EKG (Khaja 1979; Ousuzu 1980)
(Abb. 17).

6 Die Bedeutung des Washout
für die Beurteilung des Thalliumszintigramms

Schon früh wurde als Nachteil der Thalliumszintigraphie empfunden, daß mit dem Belastungsszintigramm nur die Angabe einer relativen Ischämie möglich ist. Da der Einstrom des Thalliums ins Myokard von vielen Faktoren abhängt, ist er als absoluter Parameter nicht zu verwerten. Watson (1981) sowie Garcia

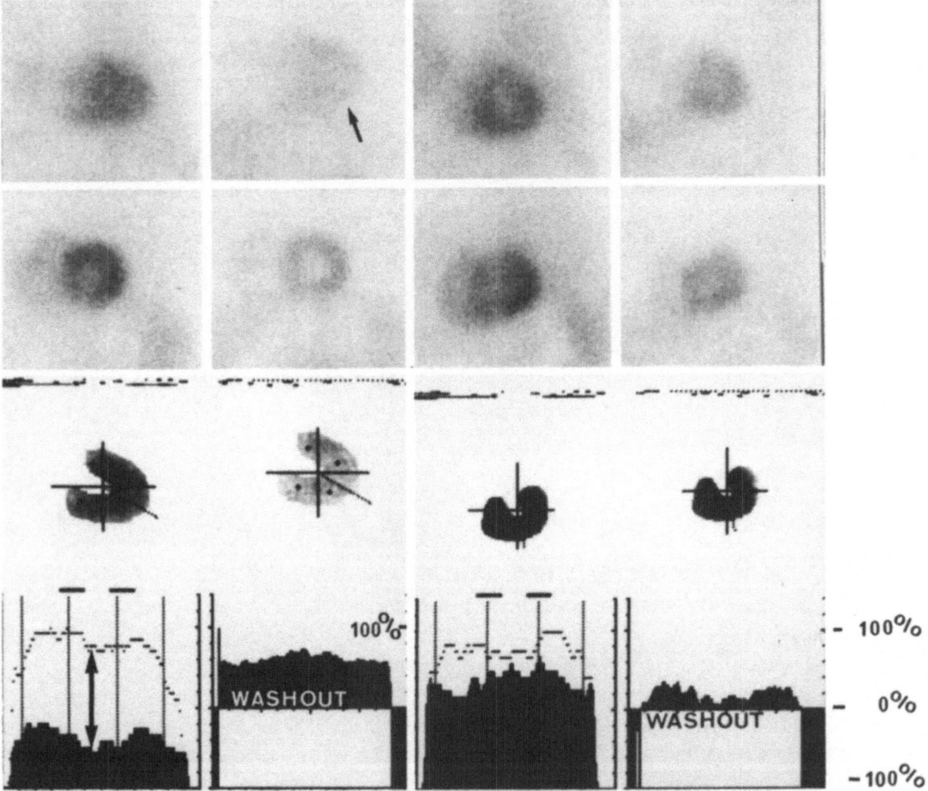

Abb. 18. Washout beim Koronargesunden *(links)* und bei einem Patienten mit Dreigefäßerkrankung *(rechts)*. Die Analogbilder sind bei beiden Patienten unauffällig! Bei normalem Washout ist allerdings das Herz im Ruheszintigramm nur noch angedeutet dargestellt *(Pfeil links oben)*. Der Washout ist auf den jeweils rechten Kurvenbildern als schwarzes Band wiedergegeben. Er ist außerdem am Unterschied der Impulshöhe vom Ruhe- und Belastungsszintigramm erkennbar *(Pfeil unten links)*. Der Washout kann u. U. auch negative Werte annehmen (Abb. 12, 18 und 30)

(1981) inaugurierten durch Messung der Thalliumclearance bzw. des Thallium-Washout (analog etwa der Xenon-Clearance) einen solchen zusätzlichen (objektiven) Parameter der regionalen Myokardperfusion. Der Thalliumabstrom ist im ischämischen Myokard verlangsamt und somit eine Größe für die regionale Durchblutung, unabhängig vom benachbarten Myokard. In einer Reihe von klinischen und tierexperimentellen Untersuchungen zeigte sich jedoch, daß auch der Parameter Washout aufgrund meßtechnischer und biologischer Faktoren kein „Gold Standard" der Myokardperfusion ist. Untersuchungstechnisch kann der Washout durch ungenügende Belastung verringert sein (Kaul 1986). Meßtechnisch können die Washout-Werte durch zu starke Backgroundsubtraktion (Narahara 1977) linksventrikuläre Funktionsstörungen (Kuschner 1981) sowie erhöhte Thalliumablagerung in der Lunge (Rothhendler 1983) verfälscht werden. Die Messung des Washout erfordert außerdem eine sorgfältige Übereinanderprojektion der Ruhe- und Belastungsbilder. Sowohl bei der Positionierung des Patienten als auch bei der zirkumferentiellen Computeranalyse ist mit einer Fehlerbreite von ca. 11–13% zu rechnen. Die Anwendung des Parameters Washout muß daher kritisch erfolgen, Fehlermöglichkeiten sind zu berücksichtigen, und der im Computerprogramm häufig mit ausgegebene Normbereich muß evtl. durch einen eigenen Normbereich ersetzt werden. In unserer Klinik gilt ein Washout bei ausreichender Be-

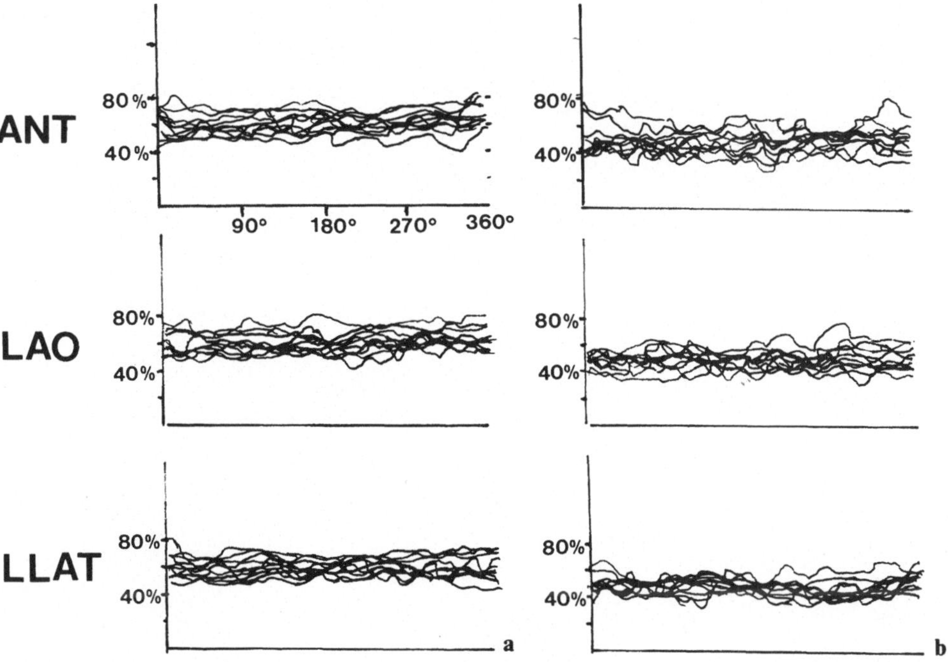

Abb. 19. Washout bei 10 Normalpersonen nach Ausbelastung (**a**) und 10 Patienten (**b**) mit unvollständiger Belastung (erreichte maximale Herzfrequenz unter 110/min.). Auch bei den Patienten ohne erreichbare Ausbelastung liegt der Washout nur in wenigen Fällen unter 40%

lastung von mindestens 40% innerhalb 4 h noch als normal. Obwohl in einigen neueren Veröffentlichungen die Bedeutung der Washout-Bestimmung wiederum in Zweifel gezogen wird (Madeira 1980; Kaul 1985), ist durch Bestimmung des Washout die Treffsicherheit der Thalliumszintigraphie bei Mehrgefäßerkrankung und bei Stenosen geringeren Ausmaßes verbessert. Außerdem werden mehr betroffene Gefäßregionen erkannt (Garcia 1981; Maddahi 1981; Watson 19 ; Maddahi 1981b; Bateman 1984; Abdullah 1985). Unseres Erachtens liegt die große praktische Bedeutung der Washout-Bestimmung in der gesteigerten Sensitivität bei einer Mehrgefäßerkrankung. Auch bei Verwendung eines tomographischen Verfahrens mußten wir ohne die Washout-Bestimmung bei Mehrgefäßerkrankungen falsch-negative Befunde hinnehmen (Botsch 1980), während durch die quantitative Bestimmung mit Messung des Washout die Diagnose einer koronaren Herzerkrankung vor allem bei der Mehrgefäßerkrankung stets sicher zu stellen ist. Die in früheren Publikationen mitgeteilte geringere Sensitivität bei Mehrgefäßerkrankungen gegenüber Eingefäßerkrankungen (Silber 1982) ist daher überholt. Ein weiterer Vorteil der Washout-Bestimmung ist die verbesserte Beurteilung des Therapieeffektes nach Operation oder Angioplastie (s. Kap. 17).

7 Treffsicherheit der Myokardszintigraphie für die Diagnostik der koronaren Herzerkrankung

Eine Zusammenstellung der bis 1981 vorhandenen Literatur zur Sensitivität und Spezifität der Thalliumszintigraphie bei der koronaren Herzerkrankung ergab bei 3092 Patienten eine Sensitivität von 83% und eine Spezifität von 90% (Hör 1981). Die einzelnen Arbeiten unterscheiden sich jedoch beträchtlich mit Sensitivitäten von 55% (Iskandrian 1980) und 99% (Lösse 1979) und Spezifitäten von 69% (Lösse 1979) und 100% (Bailey 1977; Carillo 1978; Dash 1979; Fletcher 1978).

Aus der Zusammenstellung von Hör ergaben sich bei 879 Patienten im Vergleich mit dem Belastungs-Ekg bei verschiedener Ausbreitung der KHK folgende Ergebnisse:

Eingefäßerkrankungen: 73%; Ekg 43%
Zweigefäßerkrankungen: 83%; Ekg 69%
Dreigefäßerkrankungen: 90%; Ekg 77% (Hör 1981).

In den letzten Jahren hat sich die Qualität der Thalliumszintigraphie jedoch durch eine Reihe von Faktoren noch verbessert: Gewachsene Erfahrung der

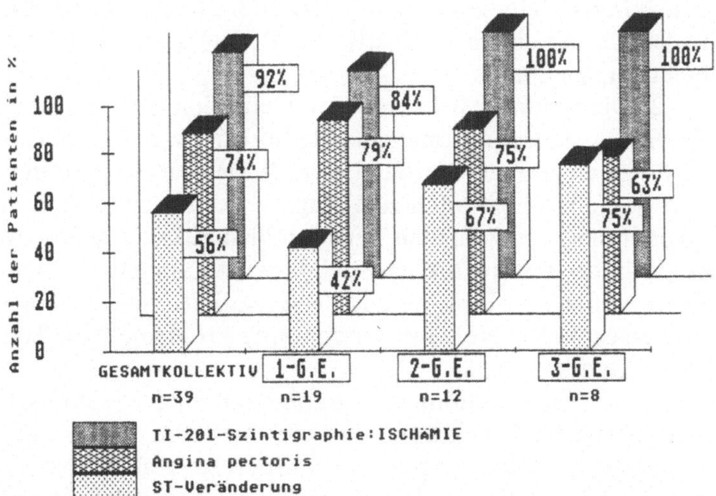

Abb. 20. Angina pectoris, pathologisches Belastungs-Ekg sowie pathologisches Thalliumszintigramm bei Patienten mit koronarer Herzerkrankung ohne Infarktanamnese. Werden die Patienten mit einer ST-Senkung von 0,1 mV noch als normal bewertet, beträgt die Sensitivität des Belastungs-Ekg bei Patienten mit Eingefäßerkrankung lediglich 37%

Untersucher, der Trend zu einer höheren Dosis (2 mCi gegenüber 1,5 mCi), die Verbesserung der Zählstatistik durch größere Impulsvorwahl, Verwendung dünnerer Kristalle und besserer Kollimatoren sowie die Quantifizierung der Szintigramme einschließlich der Washout-Berechnung. Vor allem durch letzteres glauben wir, daß die Sensitivität bei den Mehrgefäßerkrankungen höher (s. Abb. 20) ist als bei früheren Untersuchungen. In neueren Publikationen werden jedoch Ergebnisse mit hoher Sensitivität auch bei Eingefäßerkrankungen von teilweise 100% angegeben (Madeira 1984; Kaul 1985), die sicher nur bei einem Teil der Untersuchungen durch die Auswahl des Patientenkollektivs zu erklären sind (z.B. Untersuchungen im Zusammenhang mit Angioplastie) (Madeira 1984). Bei 33 Patienten mit KHK (Abb. 20) waren die einzigen Patienten mit negativem Szintigrammbefund, Patienten mit Eingefäßerkrankungen (3 von 15). Bei einem Patienten lag ein Verschluß des RIA mit guter Kollateralisierung vor, ein Patient hatte einen Verschluß der rechten Koronararterie, bei einem weiteren war ein Ast des RIA stenosiert (60%).

11 von 12 Patienten mit unauffälligen Koronararterien wurden durch die Thalliumszintigraphie richtig als koronargesund beurteilt. Die Spezifität beträgt somit 92%.

Bei der Beurteilung der in der Literatur publizierten Ergebnisse zur Sensitivität und Spezifität der Thalliummyokardszintigraphie erscheinen folgende Anmerkungen angebracht:

1. Zur Prüfung der Sensitivität sollten nur Patienten ohne vorher abgelaufenen Myokardinfarkt herangezogen werden. Die Koronarangiographie ist dann die Referenzmethode. Werden auch Patienten mit Infarkt einbezogen, steigt die Sensitivität an, da die Myokardnarbe nun ebenfalls als Kriterium für eine koronare Herzerkrankung verwendet werden kann. Ein solches Kollektiv ist jedoch mit einem Kollektiv von Patienten ohne abgelaufenen Herzinfarkt nicht vergleichbar.

2. Die Sensitivität ist von der Definition des Normalbefundes abhängig. So erhöht sich durch manche Methoden zwar die Sensitivität, die Spezifität wird jedoch geringer (Berman et al. 1981). Zur Beurteilung der Sensitivität gehört deshalb immer auch eine Angabe der Spezifität. Da die Anzahl koronarangiographierter Patienten mit normalen Koronargefäßen meist gering ist, ist die Zahl der für einen Untersuchungszeitraum zur Verfügung stehenden Normalpersonen (zur Bestimmung der Spezifität) limitiert. Überdies ist die Definition eines Normalkollektivs nicht ohne Probleme (van Train 1986; Roszanski 1983; Maddahi 1981).

3. Wird die Thalliumszintigraphie mit einer methodischen Variante verglichen (wie z.B. Tomographie), ist die Methode, mit der zuerst untersucht wird, im Vorteil, da kurzfristige Perfusionsdefekte von ihr mit größerer Wahrscheinlichkeit aufgedeckt werden. Methodisch ist das Problem nur dadurch zu umgehen, daß entweder in einer alternierenden Reihe vorgegangen wird, was aber aus statistischen Gründen ein größeres Kollektiv erfordert, oder, daß dieselbe Patientengruppe 2mal untersucht wird. (Die methodischen Schwierigkei-

ten erhellen sich schon daraus, daß zur Wertung tomographischer Verfahren nur wenige vergleichende Untersuchungen nach letzteren Kriterien publiziert wurden.)

8 Indikationen für die Thalliumszintigraphie

Als eine sehr sensitive und sehr spezifische Methode ergeben sich folgende Indikationen zur Thalliumszintigraphie bei Verdacht einer KHK:

1. Angina pectoris mit negativem oder diagnostisch nicht verwertbarem Belastungs-EKG.
2. Pathologisches Belastungs-EKG ohne Angina pectoris.

Zur Indikationsstellung einer Untersuchung werden in der neueren Literatur zunehmend statistische Verfahren herangezogen. Für die Thalliumszintigraphie wurde bereits 1978 von Hamilton vorgeschlagen, bei der Auswahl der zu untersuchenden Patienten das sog. Bayes-Theorem anzuwenden. Durch ein solches Verfahren wird bei einer gegebenen Sensitivität und Spezifität einer Untersuchung der Zusammenhang zwischen der Vortest- und einer Nachtestwahrscheinlichkeit für die Erkrankung (d.h. hier KHK) beschrieben. Entsprechend läßt sich statistisch der Zugewinn der Untersuchung bei Vorliegen einer niedrigen, mittleren und hohen Vortestwahrscheinlichkeit berechnen. Derartige statistische Analysen, zum Teil auch im Zusammenhang mit einer Kosten-Nutzen-Analyse (Stason u. Fineberg 1982), sind geeignet, eine zu weite Indikationsstellung der Thalliumszintigraphie zu vermeiden (Melin 1984; Patterson 1984; Patterson 1982; Diamond 1979; Diamond 1981). Sie werden aber häufig der einzelnen klinischen Situation nicht gerecht. So stellten Steingart und Hommar (1985) fest, daß der subjektive Eindruck der Ärzte über den Wert der Untersuchung im Widerspruch zu dem durch das Bayes-Theorem berechneten stand. Die Aussagekraft der Thalliumszintigraphie bezüglich Prognose und Erfolgskontrolle einer chirurgischen oder angioplastischen Therapie begünstigt den Einsatz der Thalliumszintigraphie auch bei hohen Vortestwahrscheinlichkeiten. Auf der Seite der niedrigen Vortestwahrscheinlichkeit führen Untersuchungen an Risikogruppen wie Piloten (Uhl 1980) sowie der prognostische Wert einer unauffälligen Thalliumuntersuchung bei Angina pectoris (Pamelia 1982) zu einer großzügigeren Indikationsstellung.

Indikationen der Thalliumszintigraphie bei bekannter KHK

Beurteilung der hämodynamischen Wirksamkeit einer Koronarstenose.
Beurteilung der Ausdehnung einer KHK.
Beurteilung der revaskularisationsfähigen Myokardmasse.
Nachweis oder Ausschluß einer Perfusionsstörung nach abgelaufenem Myo-
kardinfarkt (von der Untersuchungsfrequenz her die wichtigste Fragestellung).
Sicherung eines Infarktes.
Abklärung der Bypaßfunktion nach Operation.
Beurteilung des Therapieerfolges nach transluminaler Katheterplastik.
Abschätzung der Prognose nach abgelaufenem Myokardinfarkt.

9 Abhängigkeit des Thalliumszintigramms vom Koronarbefund

Die Sensitivität der Belastungsmyokardszintigraphie steigt mit der Ausdehnung der koronaren Herzerkrankung an: Am geringsten ist sie bei der Eingefäßerkrankung, am höchsten ist sie bei der Dreigefäßerkrankung, bzw. bei Hauptstammstenose (Hör u. Kamemoto 1981; Iskandrian 1982; Bailey 1977; Ritchie 1978; Massie 1979a) (Abb.20). Stenosen der LAD und der rechten Koronararterie sind deutlich besser erkennbar als Stenosen der LCX (Pretschner 1985; Berman 1981; Lenores 1977; McLaughlin 1977; Massie 1979a; Rigo 1981) (Abb.21).

Wie aus Abb.21 zu ersehen ist, ist die Sensitivität der Thalliumszintigraphie für das einzelne Koronargefäß niedriger als die Sensitivität zur Diagnose einer koronaren Herzerkrankung. Je mehr Gefäße erkrankt sind, desto geringer ist darüber hinaus die Sensitivität für das einzelne Gefäß (Nygard 1984; Maddahi 1981; Wackers 1985; Berger 1981; Gerwitz 1983; Abdullah 1985; Schicha 1980; McKillop 1979; Massie 1982; Dunn 1980) (Abb.22).

Weiterhin ist die Sensitivität der Thalliumszintigraphie vom Grad der Koronararterienstenose abhängig (Massie 1982; Rigo 1981; Iskandrian 1981; Pretschner 1985; Bodenheimer 1978; Rigo 1979; Gibson 1981; Maul 1985).

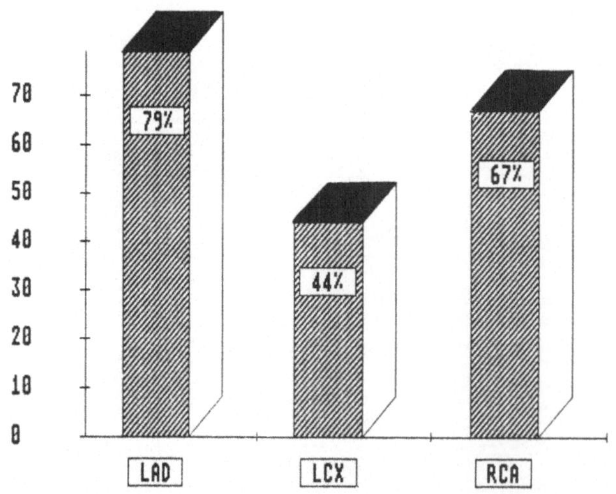

Abb.21. Sensitivität der Thalliumszintigraphie für jedes einzelne Gefäß

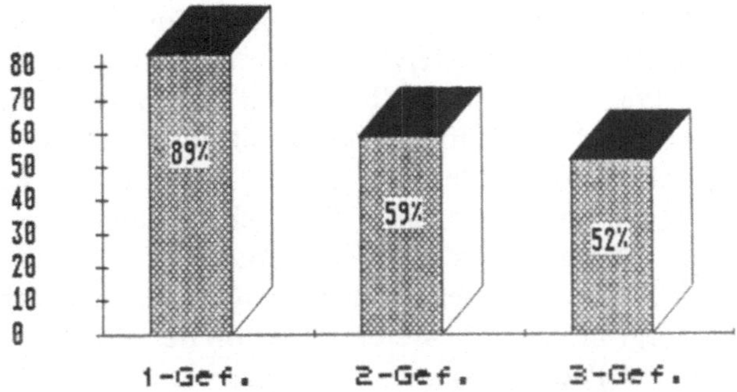

Abb. 22. Sensitivität der Thalliumszintigraphie für ein betroffenes Gefäß in Abhängigkeit von der Ausdehnung der KHK

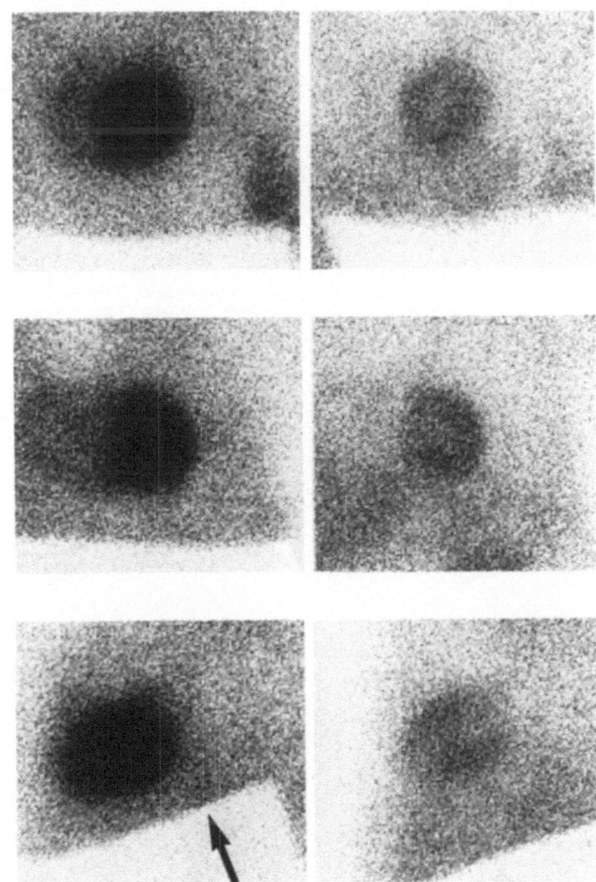

Abb. 23. Auswirkung von Kollateralen auf den Thalliumbefund. Trotz einer 90%igen Stenose des RIA kein Speicherdefekt im Thalliumszintigramm. (Bei diesem Patienten war bei guter Belastbarkeit das Belastungs-Ekg und die Rechtsherzkatheteruntersuchung unauffällig)

Bei Patienten mit Eingefäßerkrankung und gut ausgebildeten Kollateralen ist der szintigraphische Defekt kleiner als bei Patienten ohne Kollateralen (Iskandrian 1982; Tubau 1979). In Einzelfällen muß bei ausgeprägter Kollateralisierung (auch bei Gefäßverschluß) mit einem negativen Szintigrammbefund gerechnet werden (Berman 1981; Maul 1985; Rigo 1979) (Abb.23). Bei Mehrgefäßerkrankungen wirken sich Kollateralgefäße auf das Thalliumszintigramm weniger stark aus (Iskandrian 1983). Eine isolierte LAD-Stenose zeigt bei jüngeren Patienten größere Defekte als bei älteren Patienten, wahrscheinlich aufgrund einer besseren Funktion der Kollateralgefäße beim älteren Menschen (DePace 1983).

10 Falsch-negative und falsch-positive Befunde im Thalliumszintigramm

10.1 Normales Thalliumszintigramm bei koronarer Herzerkrankung (falsch-negative Befunde)

- Ungenügende Belastung.
- Umschriebener Perfusionsdefekt unterhalb der szintigraphischen Nachweisgrenze. Ein Defekt im Thalliumszintigramm tritt auf, wenn bei einer Reduktion des Koronarflusses auf 60% des Kontrollwertes 5–7 g Myokard ischämisch ist (Iskandrian 1985).
- Gering ausgeprägte Koronarstenose, Aststenose oder Eingefäßerkrankung.
- Überinterpretation des Koronarbefundes.
- Fehleinschätzung bei der Befundinterpretation des Thalliumszintigramms.
- Zu großes Intervall zwischen Injektion und Szintigramm.
- Ausgeprägte Kollateralen.
- Infarktnarbe unter der szintigraphischen Nachweisgrenze bei fehlender Perfusionsstörung.

10.2 Pathologisches Belastungsszintigramm bei normalen Koronararterien

Zahlenmäßig die größte Rolle spielen szintigraphische Artefakte wie z.B. durch Überlagerung der Brust bei Patientinnen, Zwerchfellüberlagerung, unzureichende Uniformität der Gammakamera sowie Fehlinterpretationen vorwiegend im Bereich der Herzspitze und der Basis.

Subkritische Koronarstenosen unter 50% können im Thalliumszintigramm bereits einen Speicherdefekt hervorrufen (Pohost 1979; Mews 1978; Lösse 1979; Uhl 1981) (Abb. 24). Dem entsprechen tierexperimentelle Untersuchungen und Untersuchungen mit Xenon am Patienten, die zeigen, daß bereits Einengungen von 40% den Ruhefluß reduzieren können (Feldmann 1978).

Bei ca. ⅔ der Patienten mit Linksschenkelblock sieht man auch bei normalen Koronararterien eine verminderte Thalliumanreicherung im Septum, die zu einem falsch-positiven Befund führen kann (Abb. 25) (Ugarte 1984; Iskandrian 1984; Müller 1984).

Speicherdefekte im Thalliumszintigramm wurden bei Koronararterienspasmus unter Belastung oder in Ruhe (Waters 1979; Maseri 1976; Ritchie 1978) sowie nach ergotaminprovoziertem Koronarspasmus beobachtet (Montz 1981).

ANT
LAO
Anterolat.   Inferior
Posterolat.   Septal
LLAT
Anterior   Posterobasal
a

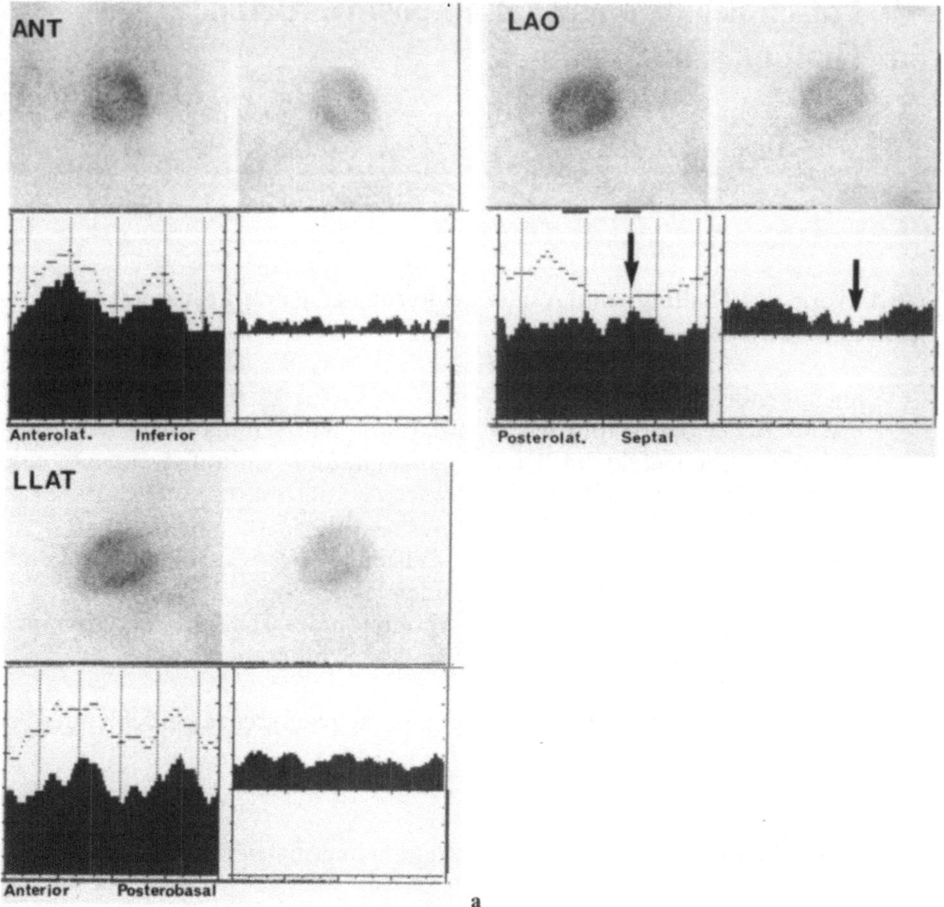

38

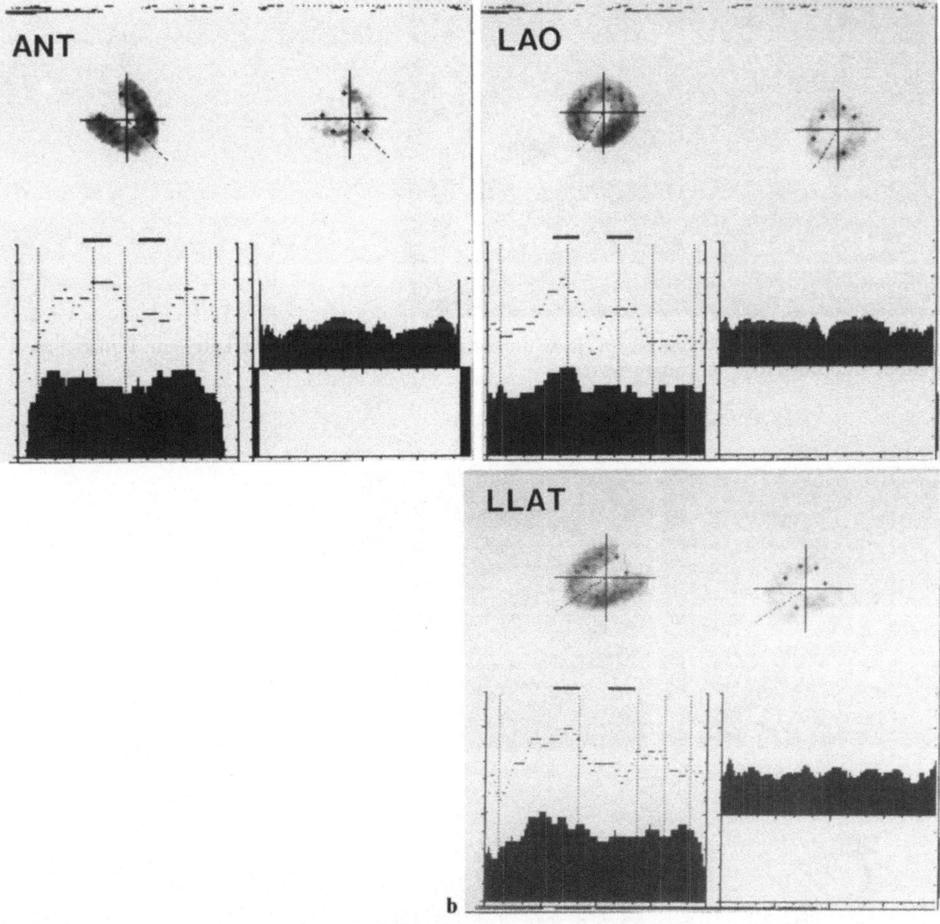

Abb. 24. Grenzbefunde im Thalliumszintigramm: Analogbilder unauffällig (**a**). Deutlich verminderter Washout bei einem Patienten mit Koronarstenosen unter 50% (RIA 30–40%, RCX 30–40%). (**b**) nur angedeutete Ischämie septal bei einem Patienten mit 60%iger Stenose aller drei Koronarien (Im Belastungs-Ekg eindeutige ST-Senkung.)

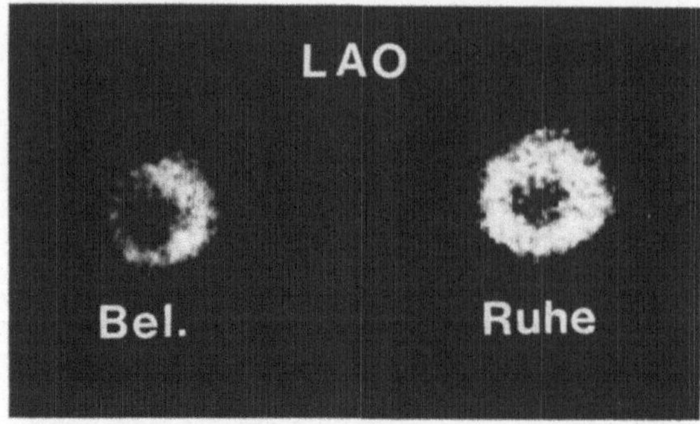

Abb. 25. Septale Minderbelegung im Belastungsszintigramm bei einem Patienten mit Linksschenkelblock und normalen Koronararterien

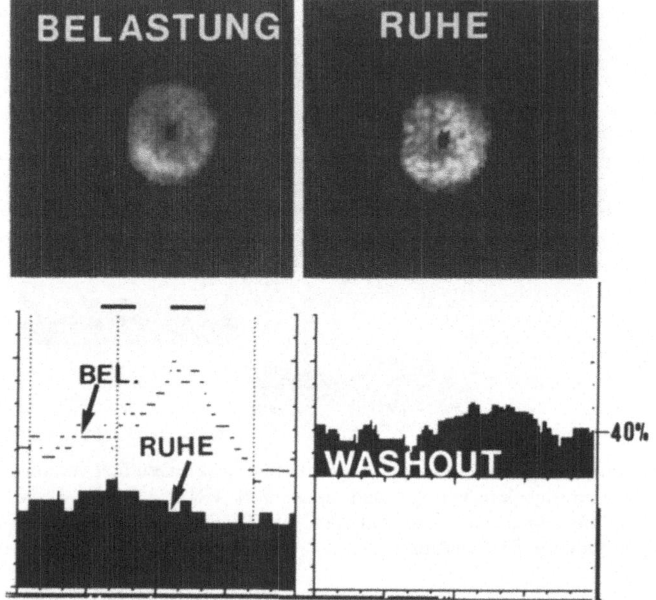

Abb. 26. Patientin mit Aortenstenose. Im Koronarogramm nur geringgradige Koronareinengungen. Im Thalliumszintigramm deutliche Umverteilung in Ruhe und Belastung

Auch durch Myokardbrücken kann ein Speicherdefekt im Belastungsszintigramm entstehen, insbesondere bei höhergradiger systolischer Koronareinengung (Ahmad 1981). Mehrere Untersucher fanden auch bei Mitralklappenprolaps in einem hohen Prozentsatz Thalliumspeicherdefekte. Die Ergebnisse in der Literatur sind jedoch nicht einheitlich. Andere Autoren finden normale Thalliumszintigramme (Massie 1981; Klein 1978; Geffney 1978; Greenspan 1980). Brown und Pohost empfehlen dennoch beim Mitralklappenprolaps die Thalliumszintigraphie zur Abklärung einer koronaren Herzerkrankung, da bei Mitralklappenprolaps die Aussage des Belastungs-EKG eingeschränkt ist (Sensitivität 65%, Spezifität 73%). Bei der Aortenstenose wurden Perfusionsdefekte im Belastungsszintigramm sowie eine szintigraphische Wandverdünnung beschrieben. Die Veränderungen lassen sich durch eine relative Ischämie auch bei einer geringergradigen Stenose der Koronararterien und gleichzeitiger muskulärer Hypertrophie, durch umschriebene Fibrosen und Infarkte, wie sie bei Patienten mit Aortenstenosen beschrieben wurden, sowie durch geometrische Faktoren bei der szintigraphischen Darstellung erklären (Gerwitz 1979) (Abb. 26). Ein Teil der Patienten mit Myokarditis und normalen Koronararterien weist im Thalliumszintigramm Perfusionsausfälle auf (Tamaki 1985).

Die Befundkonstellation Perfusionsdefekt und normales Koronarangiogramm kann unter Umständen auch durch ein falsch-negatives Koronarangiogramm bedingt sein.

Reversible Defekte sind bei Nichtvorhandensein einer KHK selten. Nicht reversible Defekte finden sich bei einer Reihe von Erkrankungen des Herzens, so bei IHSS, Sarkoidose, Kardiomyopathie, muskulärer Dystrophie sowie bei Herztumoren.

Die folgende Übersicht gibt eine Auflistung der Möglichkeiten eines positiven Belastungsszintigramms ohne signifikante koronare Herzerkrankung.

Szintigraphische Artefakte:
Variationen der regionalen Thalliumspeicherung, Brustüberlagerung, Überlagerung durch Abdominalorgane bei seitlicher Aufnahme mit Patient in Rückenlage, Kamerainhomogenität.
Myokardbrücken.
Koronarspasmus.
Mitralklappenprolaps.
Aortenstenose.
Subkritische koronare Herzerkrankung (< 50% Stenose).
Ischämie bei normalem Arteriogramm (Syndrom X, latente Kardiomyopathie, Small vessel disease).
Hypertrophische Herzerkrankungen.
Infiltration durch Tumor oder Entzündung.
Linksschenkelblock.
Falsch-negativer Koronarangiographiebefund.
Myokarditis.

11 Thalliumszintigraphie und Belastungs-EKG

Innerhalb der Stufendiagnostik der koronaren Herzerkrankung ist die Thalliumszintigraphie als nichtinvasives Verfahren der nächste diagnostische Schritt nach dem Belastungs-EKG. Die Zunahme der Belastungs-EKG-Untersuchungen bei asymptomatischen Patienten führt auch zu einer Zunahme falsch-positiver EKG-Befunde. Der Wert der Thalliumszintigraphie für die Diagnostik der koronaren Herzerkrankung läßt sich gerade an der unterschiedlichen Treffsicherheit im Vergleich zum Belastungs-EKG (i. e. der geringeren des EKG) demonstrieren.

Sensitivität und Spezifität des Belastungs-Thalliumszintigramms und Belastungs-EKGs aus einer Literaturzusammenstellung mit 1897 untersuchten Patienten (Okada 1980):

	Sensitivität	Spezifität
Thalliumszintigraphie	82%	91%
Belastungs-EKG	60%	81%

Die Sensitivität der Thalliumszintigraphie ist vor allem bei der Eingefäßerkrankung wesentlich höher als die des Belastungs-EKG (s. Abb. 20). Die Thalliumszintigraphie ist darüber hinaus hilfreich beim nichtinterpretierbaren Belastungs-EKG.

So ist bei fast allen Patienten, bei denen das Belastungs-EKG wegen fehlender Ausbelastungsmöglichkeit für eine Diagnose nicht ausreicht, die Thalliumszintigraphie noch zur Diagnosestellung geeignet. Nach einer Literaturzusammenstellung von Berman et al. (1981) ergab sich bei 99 solcher Patienten für die Thalliumszintigraphie eine Sensitivität von 91% und eine Spezifität von 86%. Weitere Ursachen für nicht oder schwierig zu interpretierende Belastungs-EKGs sind ST-Veränderungen durch intraventrikulärer Erregungs-

Abb. 27 a–c. Drei Beispiele mit negativem Belastungs-Ekg und positivem Thalliumszintigramm. ▶ **a** 55jähriger Patient mit typischer Angina pectoris. Belastung nur bis zu einer Herzfrequenz von 105/min möglich. Im Thalliumszintigramm auch unter dieser geringen Belastung eindeutiger Speicherdefekt inferior. **b** 63jährige Patientin mit hochgradiger RIA-Stenose. Unter Belastung bis zu einer Herzfrequenz von 120/min. ST-Senkung von 0,1 mV. Keine Angina pectoris. Im Thalliumszintigramm Speicherdefekt apikoanterior. **c** 52jähriger Patient mit Herzfrequenz von 140/min voll ausbelastet. Belastungs-Ekg ohne ST-Senkung. Im Thalliumszintigramm eindeutiger Speicherdefekt septal und inferior

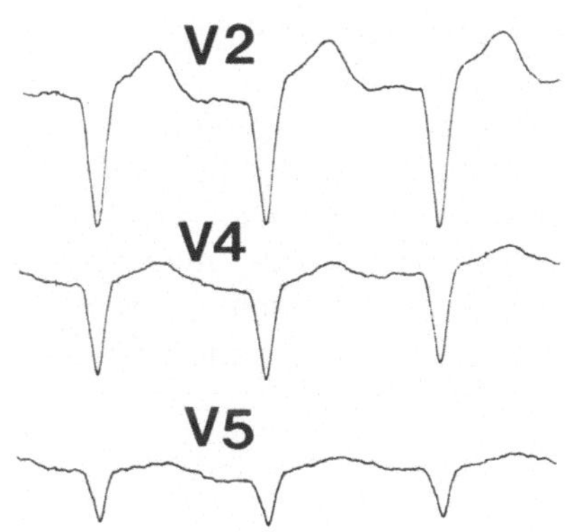
V2
V4
V5

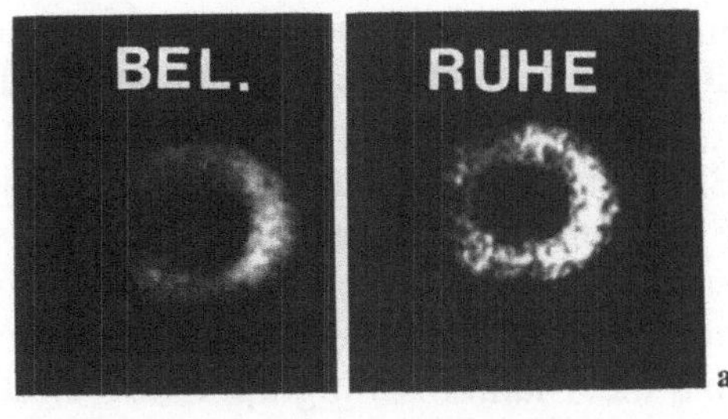
BEL.
RUHE
a

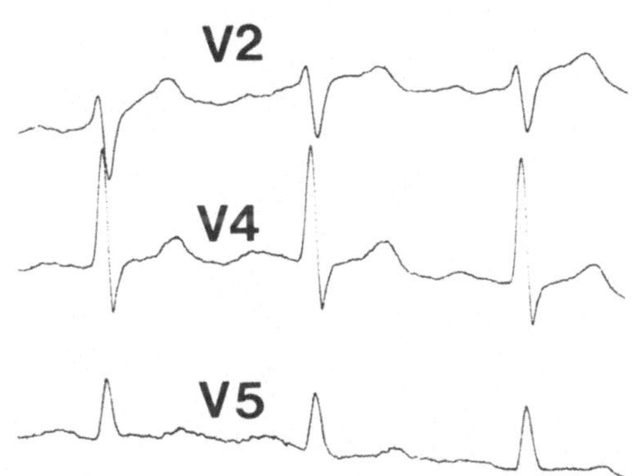
V2
V4
V5

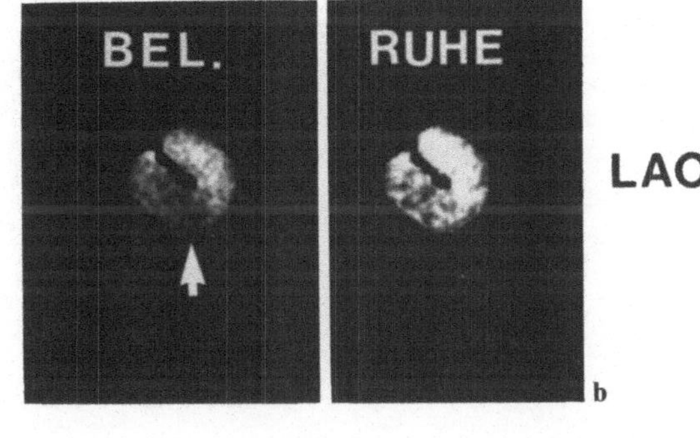
BEL.
RUHE
LAO
b

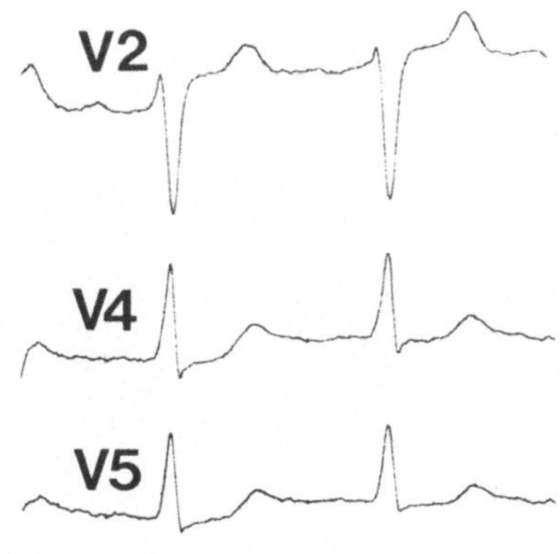
V2
V4
V5

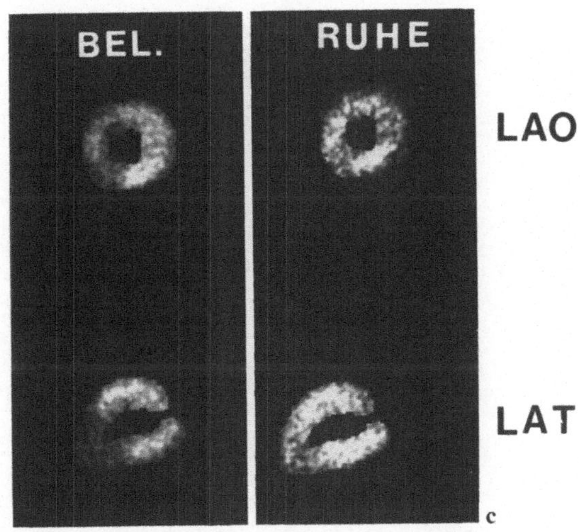
BEL.
RUHE
LAO
LAT
c

ausbreitungsstörungen, Linkshypertrophie, Hyperventilation, Elektrolytverän-
derungen und Medikamente (wie z. B. Digitalis).

Die bessere Treffsicherheit des Thalliumszintigramms gegenüber dem
EKG ist generell nicht auf eine unzureichende Durchführung des Belastungs-
EKGs zurückzuführen, wie vermutet werden könnte. Beispiele, wie in Abb. 27
wiedergegeben, bei einem Patienten, der voll ausbelastet wurde, mit einem
normalen Belastungs-EKG und einer Dreigefäßerkrankung demonstrieren,
daß die Thalliumszintigraphie der direktere Parameter für eine Minderdurch-
blutung ist und diese nicht notwendigerweise zu elektrophysiologischen Veränderungen führen muß.

12 Die Thalliumszintigraphie – Zusatzinformation zur Koronarographie und Ventrikulographie

Die Thalliumszintigraphie, ursprünglich lediglich eine nichtinvasive Screeningmethode, ist heute an vielen Zentren bereits eine wichtige Ergänzung zur Koronarangiographie. Nicht nur, daß Koronarangiographie und Thalliumszintigramm unterschiedliche anatomische Substrate (Arterie im Koronarangiogramm; Myokardzelle bzw. Kapillare im Thalliumszintigramm) darstellen, die Koronarangiographie kann darüber hinaus nichts über belastungsinduzierte Durchblutungsveränderungen, sei es durch körperliche oder medikamentöse Belastung, aussagen. Schwierigkeiten bei der Beurteilung des Stenosegrades im Koronarangiogramm (De Rouen 1977; Zir 1976; Hutchins 1977; Arnett 1979) stellen ein prinzipielles Problem bei der Einschätzung des Schweregrades einer koronaren Herzerkrankung dar, das durch neue Verfahren wie Edge-Detection oder Videodensiometrie (Brown 1977; Jonston 1984) nur partiell eliminiert werden kann. Die initiale Thalliumanreicherung nach Belastung und die regionale Clearance gibt das funktionelle Ausmaß einer Stenose wieder. Der Schweregrad der Stenose ist an der Größe des ischämischen Areals, dem Grad der Thalliumminderbelegung und der Minderung des Washout meßbar (Abb. 28). Die Aussagekraft der Thalliumszintigraphie zur Beurteilung einer Stenose wird durch neuere Untersuchungen eindrucksvoll belegt. Am „Modell" der Eingefäßerkrankung wurden intraoperativ die Druckgradienten in stenotischen Gefäßen bestimmt. Die Ergebnisse der Thalliumszintigraphie korrelierten sehr gut mit dem gemessenen Druckgradienten. Insbesondere bei 50- bis 90%iger Stenosierung war die quantitative Thalliumanalyse danach exakter als das Koronarangiogramm (Bateman 1984; Wijns 1985). Nach einer Untersuchung von Kalff et al. (1985) fand sich bei Stenosen über 60% ein Druckgradient von 63 mm, wenn das Thalliumszintigramm pathologisch war gegenüber einem Druckgradienten von 33 mm ($p < 0.001$) bei Stenosen mit negativem Thalliumbefund, während sich der Stenosegrad in beiden Gruppen nicht signifikant unterschied (72% gegenüber 66%).

Bei Mehrgefäßerkrankungen ist unter Umständen nur in der Region mit der dominierenden Stenose ein Defekt zu erkennen, während bei der erreichten Schwelle der Angina die Stenosen in anderen Gefäßabschnitten noch nicht zu einer szintigraphisch nachweisbaren Minderperfusion führen. (Daher werden, je mehr Gefäße betroffen sind, prozentual weniger Stenosen erkannt.)

Reversible Defekte im Belastungsszintigramm entsprechen ventrikulographisch Segmenten mit belastungsinduzierter Wandbewegungsstörung (Bodenheimer 1978; Pretschner 1985).

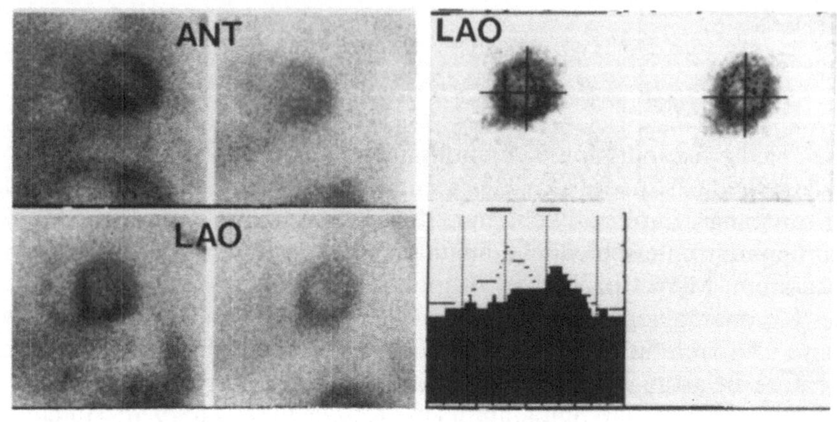
ANT
LAO
LAO

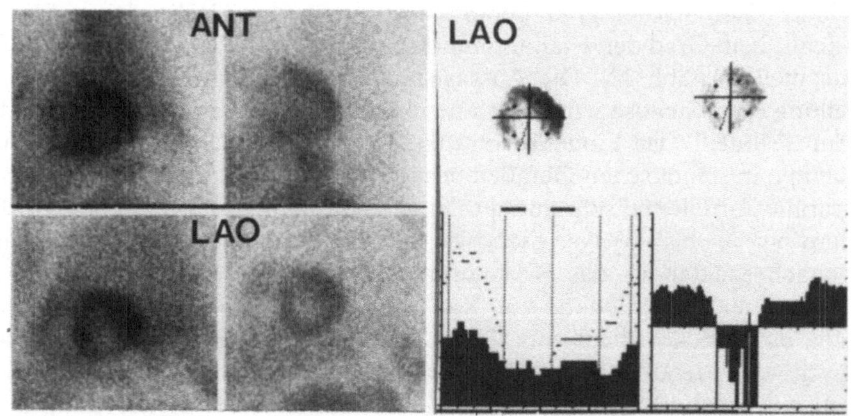
ANT
LAO
LAO

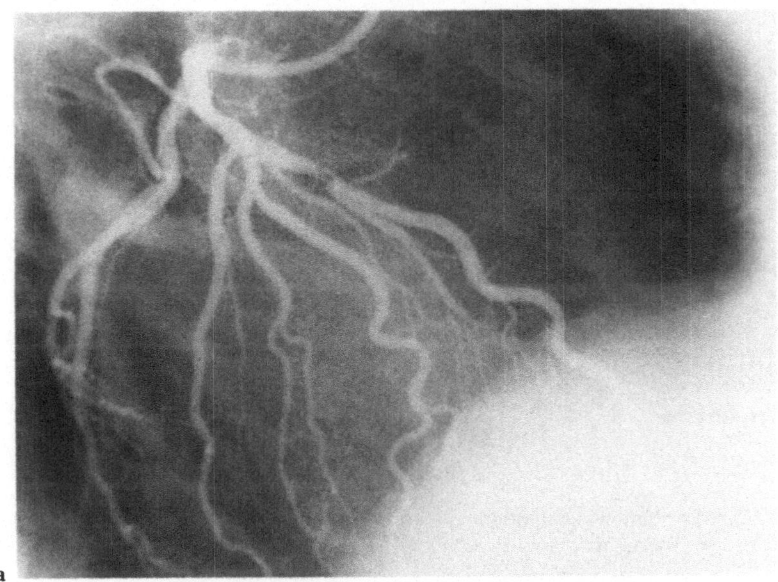

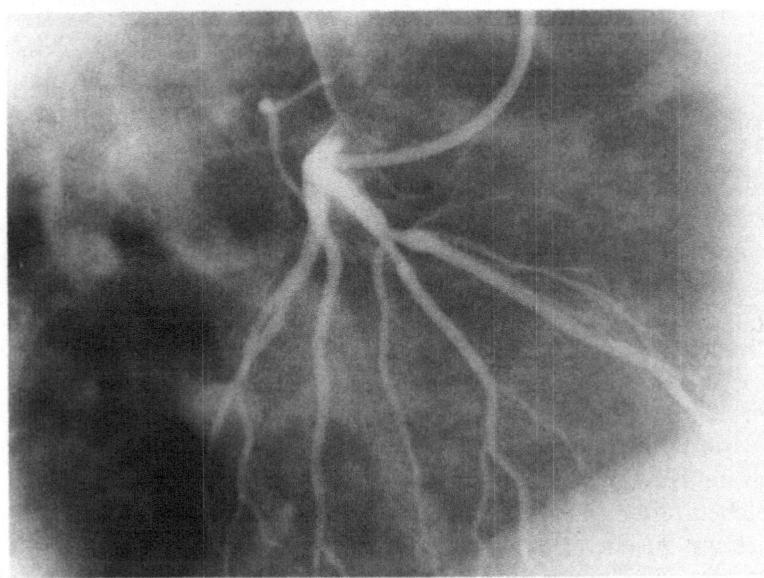

Abb. 28a, b. Diskrepanter Befund zwischen Koronarmorphologie und Szintigramm: **a** 80%ige Stenose der LAD nach Abgang eines großen Ramus diagonalis. Im Thalliumszintigramm nur geringe Veränderungen. PCP 11 mmHg. Belastungs-Ekg negativ. **b** 70%ige Stenose der LAD mit ausgeprägter Ischämie septal inferior. Belastungs-Ekg positiv, PCP 40 mmHg. (Derselbe Patient wie in Abb. 4)

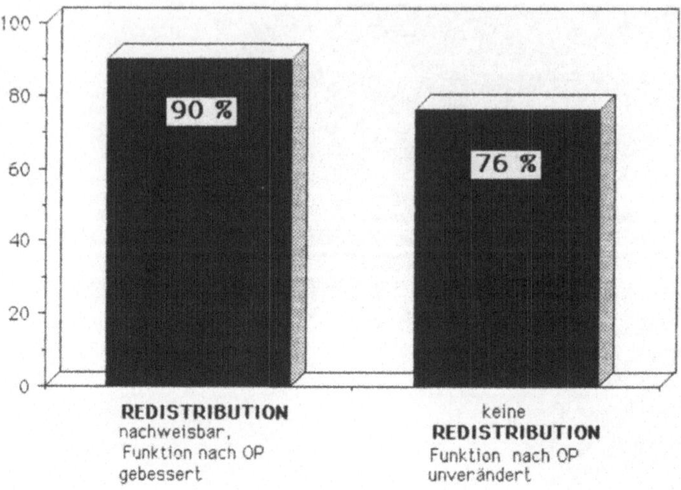

Abb. 29. Das Thalliumredistributionsszintigramm zur Vorhersage der Funktionsbesserung eines akinetischen Segments nach Bypassoperation. Ergebnisse einer Untersuchung von Rosanski et al. (1981)

Koronarographie und Ventrikulographie sind zur Einschätzung des vitalen Myokards nur begrenzt aussagefähig. Insbesondere bei akinetischen und dyskinetischen Segmenten läßt sich eine Besserung durch eine Koronaroperation schwer vorhersagen. Das Redistributionsszintigramm, als Abbildung des vitalen Myokards, ist vor allem bei akinetischen Segmenten zur Erfolgsvorhersage einer Operation gut geeignet. Rozanski et al. (1981) fanden bei 35 von 39 (90%) akinetischen Segmenten mit nachweisbarer Redistribution eine postoperative Verbesserung der Funktion, während 25 von 33 (76%) Segmente mit fehlender Redistribution keine Besserung aufweisen (Abb. 29). Andere Untersucher teilten ähnliche Ergebnisse mit (Iskandrian 1983; Hakki 1984; Berger 1979; Bateman 1986). Eine Bestätigung dieser Ergebnisse fand sich bei ventrikulographischen Untersuchungen zur Beeinflussung akinetischer Segmente durch Nitroglycerin (Bodenheimer 1978; Rozanski 1981; Massie 1978) und den Ergebnissen im Thalliumszintigramm.

Die Vitalitätsbeurteilung des Myokards ist auch ohne Belastung möglich, wenn nach Injektion in einer zeitlichen Sequenz (z. B. 10 min, 1 h und 4 h nach Injektion) ein Thalliumszintigramm angefertigt wird. Damit können auch Patienten, die nicht belastbar sind, untersucht werden (bei verzögerter Redistribution ist in manchen Fällen zur Unterscheidung von Narbe und vitalem Myokard eine Redistributionsszintigraphie nach 24 h notwendig) (Berman 1981; Beller 1985.).

13 Thalliumszintigraphie zum Infarktnachweis und nach abgelaufenem Infarkt

Der akute Myokardinfarkt wird im Frühstadium innerhalb von 6 h durch die Thalliumszintigraphie in jedem Falle, unabhängig, ob transmural oder nicht transmural, nachgewiesen (Wackers 1976). Die Ausdehnung des Infarktes wird wegen der Periinfarktischämie zumeist überschätzt (wodurch sich die gute Sensitivität erklärt!), so daß ein Redistributionsszintigramm einige Stunden nach Injektion erst die wirkliche Infarktgröße angibt. Die Thalliumszintigraphie kann jedoch nicht zwischen altem und frischem Infarkt unterscheiden. Außerdem führt auch eine schwere Ischämie im Ruheszintigramm zu einem Speicherdefekt.

Dennoch schließt ein unauffälliges Thalliumszintigramm einen Myokardinfarkt aus. Für diese Ausschlußdiagnostik ist die Thalliumszintigraphie auch der ^{99m}Tc-Pyrophosphatinfarktszintigraphie überlegen, da auch größere Infarkte der Pyrophosphatszintigraphie entgehen können, wenn die Durchblutung im infarzierten Gebiet so gedrosselt ist, daß keine Aktivität eingelagert wird. Die Spezifität der Pyrophosphatszintigraphie wird dadurch eingeschränkt, daß bei einem Teil der Patienten mit Infarkt die Anreicherung über sehr lange Zeit persistiert, so daß zwischen frischem und altem Infarkt nicht unterschieden werden kann, und daß bei einem Teil der Patienten mit instabiler Angina pectoris das Infarktszintigramm positiv ist. Die Thalliumszintigraphie ist der Pyrophosphatszintigraphie auch dadurch überlegen, daß sie praktisch beim Infarktereignis positiv wird, während die Pyrophosphatszintigraphie zumeist erst zwischen 12 und 24 h ein positives Ergebnis aufweist. Thallium ist wegen der stetig angewachsenen Zahl der Untersuchungen heute in wesentlich mehr Kliniken ständig verfügbar, so daß ein Einsatz jederzeit möglich ist. Die Nachweismöglichkeit eines Infarktes durch die Thalliumszintigraphie ist auch zur Abgrenzung von einer instabilen Angina pectoris von Wert, da beim Infarkt im Redistributionsszintigramm ein Defekt verbleibt (Berger 1979).

Innerhalb der ersten 6 h werden alle Infarkte im Thalliumszintigramm nachgewiesen, innerhalb 24 h 94% und nach 24 h 72% (Wackers 1975; Wakkers 1976). Das Thalliumszintigramm stimmt bezüglich der Infarktausdehnung und Lokalisation gut mit dem anatomischen Präparat überein, wie sich aus Post-mortem-Studien ergab (Wackers 1977 a). Bei diesen Untersuchungen zeigte sich außerdem, daß das EKG deutlich weniger gut zur Lokalisation eines Infarktes geeignet ist (Übereinstimmung 70%). Die Eignung der Thalliumszintigraphie zur Lokalisation des Infarktes wurde auch bei chirurgischen

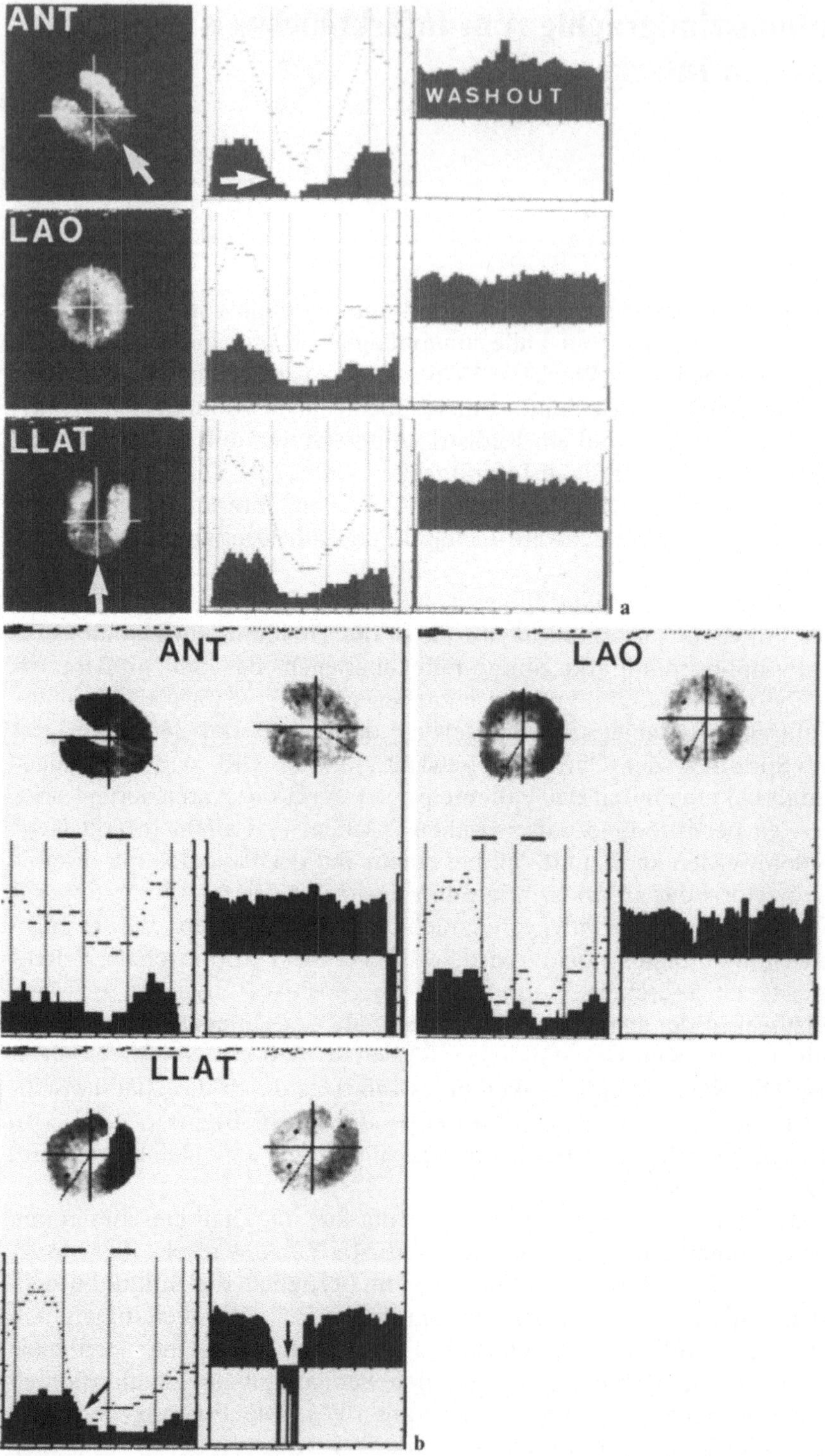
ANT
WASHOUT
LAO
LLAT
a
ANT
LAO
LLAT
b

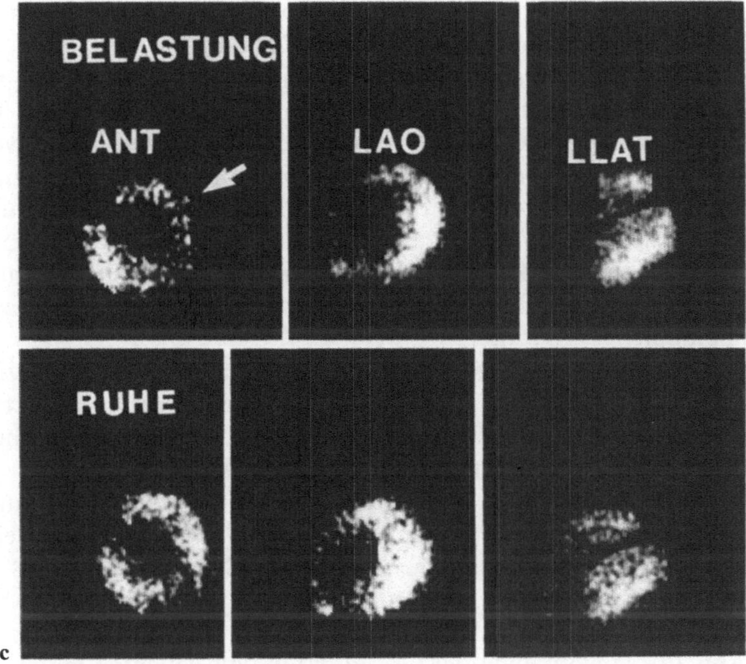

Abb. 30 a–c. Darstellung von Narbe und Perfusionsstörung im Thalliumszintigramm: **a** Patient mit großer Narbe im Spitzenbereich *(Pfeile)*. Keine Ischämie. Die Washout-Kurve ist in allen 3 Projektionen normal. Durch die Möglichkeit, Belastungs- und Ruheszintigramm exakt übereinanderprojizieren zu können, ist auch bei großer Narbe die Aussage über die Perfusion des vitalen Myokards mit großer Sicherheit möglich. **b** Patient mit Narbe und Perfusionsstörung: Neben der Narbe ist der Nachweis einer ausgeprägten, wenn auch umschriebenen (nur in einer Projektion, *Pfeil*) Perfusionsstörung eindeutig möglich. **c** Patient mit Narbe im Septum und Ischämie anterolateral *(Pfeil)*

Eingriffen (Leppo 1979) und durch den Vergleich mit akinetischen Regionen im Ventrikulogramm bestätigt (Nies 1979).

Ältere Infarkte sind ohne tomographische Verfahren nur noch etwa zur Hälfte nachweisbar (!). Die Möglichkeit eines normalen Thalliumszintigramms nach Infarkt muß bei der Befundung berücksichtigt werden. Ein unauffälliges Thalliumredistributionsszintigramm besagt bei anamnestisch oder durch Ekg gesichertem Infarkt lediglich, daß die Infarktgröße unter der szintigraphischen Nachweisgrenze liegt. In unserem Patientengut konnten wir eine Myokardnarbe im Thalliumszintigramm bei 90 von 110 Patienten nach abgelaufenem Myokardinfarkt nachweisen, z.T. allerdings durch zusätzliche Tomographie.

Da sich mit der Zeit die Infarktausdehnung im Thalliumszintigramm verkleinert, kann mit der Thalliumszintigraphie ein neuer Infarkt nachgewiesen werden, wenn ein Szintigramm vor dem zweiten Infarkt durchgeführt wurde. Der Speicherdefekt nimmt dann an Größe zu.

Bei Patienten nach Myokardinfarkt läßt sich die Ausdehnung einer koronaren Herzerkrankung mit der Thalliumszintigraphie sehr gut einschätzen. Eine Mehrgefäßerkrankung wird mit einer Sensitivität von 88% (Belastungs-EKG 45%) als solche erkannt (Botvinik 1983). Die gute Abgrenzung von Narbe und Perfusionsstörung, die mit dem Thalliumszintigramm möglich ist (Abb. 30), ist wohl auch der Grund dafür, daß Patienten mit abgelaufenem Infarkt den Großteil der Thalliumuntersuchungen überhaupt ausmachen!

14 Die Thalliumszintigraphie zur prognostischen Beurteilung

Mehrere Publikationen befassen sich mit dem prognostischen Wert der Thalliumuntersuchung.

Bei Patienten mit Brustschmerzen und normalem Thalliumszintigramm war unabhängig vom Koronarbefund die Wahrscheinlichkeit für ein späteres Infarktereignis mit 1,1% pro Jahr nicht höher als bei Patienten mit Brustschmerzen und normalen Koronararterien (Pamelia 1985; Russo 1984). Der prognostische Wert einer normalen Thalliumuntersuchung ist besser als der des Belastungs-EKGs (Wahl 1984). Bei Patienten mit Hypertonus und normalem Thalliumszintigramm unterscheidet sich die Prognose signifikant ($p = 0,001$) von Hypertonikern mit pathologischem Thalliumbefund. Bei 100 Patienten ohne Herzinfarkt war die Anzahl der Thalliumdefekte der einzige prognostische Parameter für ein späteres Infarktereignis (Brown 1983).

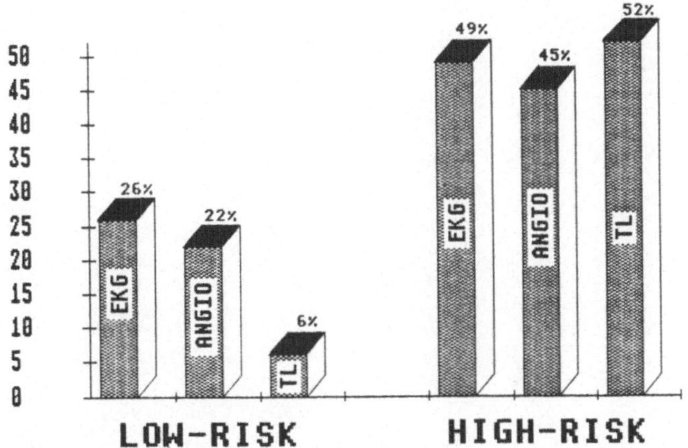

Abb. 31. Einteilung von 140 Patienten nach Myokardinfarkt in eine High-risk und eine Low-risk-Gruppe durch die Thalliumszintigraphie, Belastungs-Ekg und Koronarangiographie. 50 Patienten hatten innerhalb von (15 ± 12) Monaten ein kardiales Ereignis (16mal Infarkt, davon 7 mit tödlichem Ausgang; 34 Patienten entwickelten eine Angina pectoris III–IV NYHA-Klasse.). Durch die Thalliumszintigraphie wurden nur 3 Patienten fälschlich der Low-risk-Gruppe zugeordnet. Durch Belastungs-Ekg (fehlende ST-Senkung) und Koronarangiographie (Eingefäßerkrankung) waren es 22 bzw. 13 Patienten. Die hohe Sensitivität der Thalliumszintigraphie geht nicht zu Lasten der Spezifität, wie aus der linken Säulengruppe zu entnehmen ist (Gibson 1983)

Auf die Vorhersage für ein perioperatives kardiales Ereignis vor einer Operation peripherer Gefäße durch die Thalliumszintigraphie (Dipyridamolbelastung) wurde von Boucher (1984) hingewiesen (p = 0,001).

Nach Myokardinfarkt ist die vermehrte Lungenaufnahme im Thalliumszintigramm ein sehr sicherer Hinweis für eine schlechte Prognose (Tanaka 1984; Gibson 1982). Mit dem Befund einer verzögerten Redistribution, mehreren Perfusionsdefekten und erhöhter Lungenaufnahme läßt sich nach Infarkt eine Gruppe mit niedrigem und hohem Risiko für spätere kardiale Ereignisse besser abgrenzen als mit EKG, Angina oder angiographischem Befund (Gibson 1983) (Abb. 31). Auf die Bedeutung der Thalliumszintigraphie für eine prognostische Beurteilung wurde außerdem von Brown et al. (1983) und Ludenheim et al. (1986) hingewiesen.

15 Thalliumszintigraphie bei nichtkoronarer Herzerkrankung

Reversible Defekte im Thalliumszintigramm sind selten, wenn keine koronare Herzerkrankung vorliegt. Nicht reversible Defekte, die nicht auf Infarkte zurückzuführen sind, werden bei einer Reihe von Erkrankungen beobachtet.

Die Thalliumszintigraphie ist häufig hilfreich bei der Unterscheidung zwischen kongestiver Kardiomyopathie und weit fortgeschrittener stenosierender Myokarderkrankung. Bei der dilatatio Kardiomyopathie ist der linke Ventrikel vergrößert, die Speicherdefekte überschreiten im allgemeinen nicht 20% der Zirkumferenz, während bei der fortgeschrittenen koronaren Herzerkrankung häufig ausgedehntere Speicherdefekte von zum Teil über 40% der Zirkumferenz vorliegen (Goldman u. Pohost 1986; Iskandrian 1986). Bei den verschiedenen Formen der hypertrophen Kardiomyopathie ergibt sich für die Thalliumszintigraphie keine Indikation (Goldman u. Pohost 1986; Lösse 1981). Mit reversiblen und irreversiblen Thalliumspeicherdefekten ist bei der IHSS zu rechnen (Hanrath 1981). Die sog. latente Kardiomyopathie (Syndrom X oder Small-Vessel-Disease) zeigt im Belastungsszintigramm stets einen pathologischen Befund (Lösse 1981) und sollte daher bei der Interpretation von Thalliumszintigramm und normalem Koronarangiographiebefund berücksichtigt werden. Speicherdefekte im Thalliumszintigramm sind bei Herztumoren, bei Sarkoidose (Sauer 1976; Tayima 1981; Bulkley 1976) nach Myokarditis (Lösse 1980), bei Sklerodermie (Büll 1976) sowie bei Muskeldystrophie anzutreffen (Follansbee 1984).

Untersuchungen bei Patienten mit einer Myokardschädigung aufgrund kardiotoxischer Substanzen (z. B. Zytostatika) liegen mit Thallium bisher noch nicht vor.

16 Thalliumszintigraphie und szintigraphische Darstellung der Herzbinnenräume – unterschiedliche nuklearkardiologische Methoden bei der Diagnostik der KHK

Für einige wichtige Fragestellungen der Thalliumszintigraphie, Diagnose einer koronaren Herzerkrankung, Einschätzung des Schweregrades und der Prognose sowie Verlaufskontrolle nach Intervention ist die Nuklidventrikulographie bzw. Nuklidangiographie (First-pass-Methode) ebenfalls einsetzbar. Welche der beiden Methoden von den einzelnen nuklearmedizinischen Abteilungen bevorzugt wird, ist von einer Reihe von Faktoren (z.B. ökonomischen) abhängig. So war beispielsweise bis vor kurzem die Anwendung von Thallium aufgrund gesetzlicher Bestimmung in Deutschland nur Kliniken vorbehalten. Das im Vergleich zu früher jetzt kostengünstigere Thallium und die technischen Verbesserungen der Thalliumszintigraphie führen zu einer zunehmenden Bevorzugung der Thalliumszintigraphie für die Diagnostik der koronaren Herzerkrankung. Was die Treffsicherheit angeht, sind beide Methoden etwa gleich, wobei die Radionuklidventrikulographie bei guter Sensitivität allerdings in zweifacher Hinsicht unspezifisch ist. 1. Ein Teil der gesunden Personen, insbesondere Frauen, zeigen keinen adäquaten Anstieg der EF unter Belastung (Gibson 1984). 2. Auch ein fehlender Anstieg der EF beim herzkranken Patienten ist nicht spezifisch für eine koronare Herzerkrankung.

Methodisch ist die Herzbinnenraumuntersuchung unter Belastung am einfachsten im zweiten schrägen Durchmesser durchzuführen, bei dem jedoch wesentliche Abschnitte der Herzwand (anterolaterales und inferiores Segment) nur partiell oder überhaupt nicht abgebildet werden. Eine Belastungsuntersuchung in zwei Ebenen ist mit einem nicht unbeträchtlichen methodischen und zeitlichen Aufwand verbunden. Demgegenüber erlaubt die Thalliumszintigraphie eine Darstellung in mehreren Ebenen. Die Beispiele in Abb.24b und 30 zeigen jedoch, daß auch ausgeprägte Ischämien sehr umschrieben sein können und nur in einer Projektion zur Darstellung kommen. Außerdem sind mit Thallium tomographische Untersuchungen ohne gleichzeitige Ekg-Triggerung möglich und daher praktikabel.

Abb. 32. Patient mit Dreigefäßerkrankung. Herzbinnenraumuntersuchung in Ruhe und bei Belastung **a**, Thalliumszintigramm **b**. Die belastungsinduzierte Bewegungsstörung inferior *(Pfeil)* entspricht im Thalliumszintigramm der maximalen Perfusionsstörung. Über diesen Befund hinaus zeigt das Thalliumszintigramm in den 3 Projektionen wesentlich besser die Ausdehnung der koronaren Herzerkrankung. Der Washout ist nur in einem kleinen Abschnitt posterobasal im Normbereich

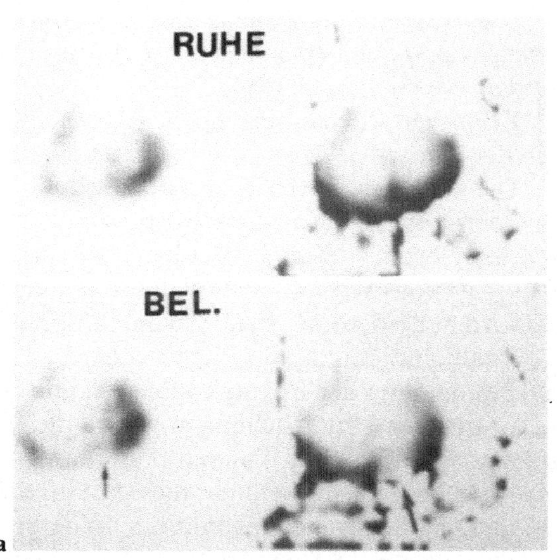
RUHE
BEL.
a

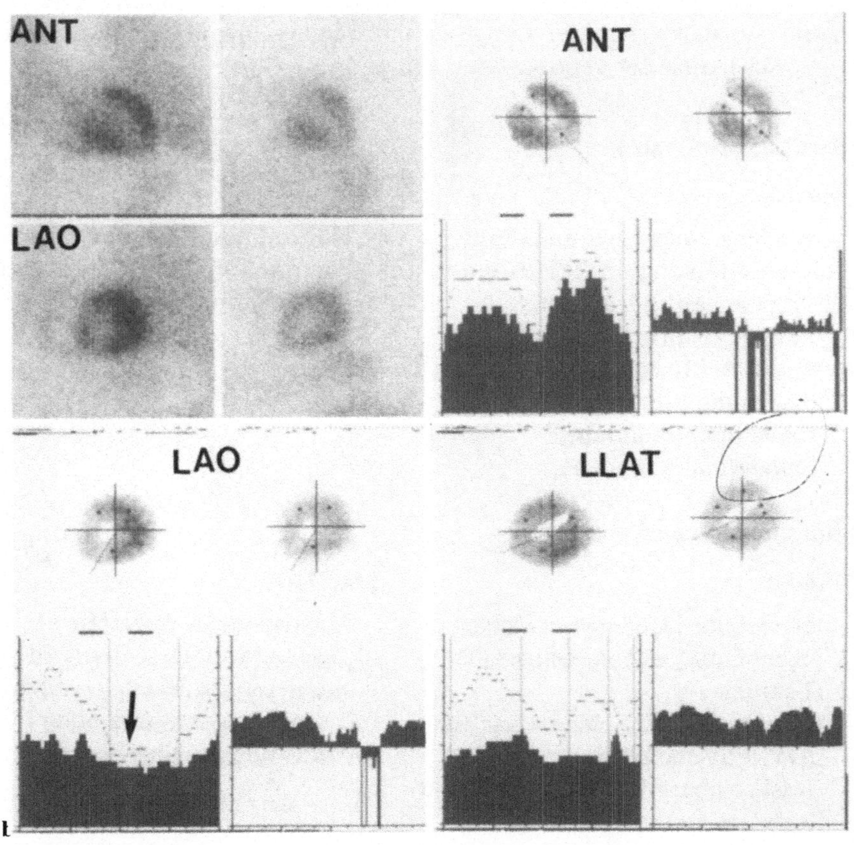
ANT
LAO
ANT
LAO
LLAT
b

Die Ausdehnung einer koronaren Herzerkrankung kann mit der Thalliumszintigraphie besser als mit der Radionuklidventrikulographie beurteilt werden (Moris 1984) (Abb. 32).

Beide Verfahren sind ähnlich effektiv bei der Einschätzung der Prognose und der Beurteilung eines Therapieeffektes nach Operation oder Angioplastie.

Die Radionuklidventrikulographie hat gegenüber der Thalliumszintigraphie den Vorteil, daß sie Parameter zur globalen und regionalen Pumpfunktion des Herzens liefert, der zudem als enddiastolisches/endsystolisches Volumen, Ejektionsfraktion und Wandbewegung in der Kardiologie bekannt ist. Sie wird außerdem bei einer Reihe von Fragestellungen eingesetzt, bei denen die Thalliumszintigraphie nicht geeignet ist, wie zur Shuntbestimmung oder zur Bestimmung der Regurgitationsfraktion bei Vitien.

In neueren Untersuchungen wurde die Ventrikelgröße im Myokardszintigramm mit dem ventrikulären Funktionszustand verglichen. Der Quotient Myokarddicke/Ventrikeldurchmesser korreliert mit der ventrikulographisch bestimmten Ruheejektionsfraktion immerhin mit einem Korrelationskoeffizienten von $r = 0,8$ (Gandsman 1985). Weiss et al. (1984) fanden eine gute Übereinstimmung zwischen belastungsbedingter Größenzunahme des mit Thallium dargestellten Ventrikels (verglichen mit dem Redistributionsszintigramm) und dem Schweregrad der koronaren Herzerkrankung. Die erhöhte Thalliumablagerung in der Lunge ist ein weiteres diagnostisches Zeichen für die Einschätzung der ventrikulären Funktion.

Thalliumszintigraphie

Vorteile

- Nachweis einer Ischämie durch direkte Messung der Perfusion
- Ischämie häufig früher als Bewegungsstörung
- Spezifisch für KHK
- Darstellung in mehreren Projektionen Standard
- Tomographie möglich

Nachteile

- Nur indirekte Zeichen der Ventrikelfunktion (Ventrikelgröße, Lungenaufnahme)

Radionuklidventrikulographie

Vorteile

- Technetium jederzeit verfügbar
- Technetium kostengünstiger als Thallium
- Angabe absoluter Parameter EF, EDV, ESV möglich
- Aussage über Ventrikelfunktion in Ruhe und unter Belastung

Nachteile

- Unspezifisch für KHK
- Belastungsuntersuchung in mehreren Projektionen notwendig
- Keine Tomographie unter Belastung möglich

58

17 Beurteilung der koronaren Bypaßoperation

Die aortokoronare Bypaßoperation beseitigt oder bessert bei dem größten Teil der Patienten die Angina pectoris und erhöht die Lebenserwartung (Lichtlen 1978; Jehle 1979; Löser 1981). Die Besserung der klinischen Symptomatik nach Operation kann durch den Plazeboeffekt der Operation, durch einen perioperativen Infarkt oder durch den verbesserten Blutfluß bedingt sein. So ist die klinische Symptomatik kein sicherer Parameter für einen offenen Bypaß (Löser 1981). Ebenso ist die maximale Belastbarkeit des Patienten, die Unterschiede im Belastungs-EKG und des Pulmonalarteriendruckes nicht ausreichend sicher für die Beurteilung eines offenen Bypasses. Eine Koronarangiographie scheidet als routinemäßiges Verfahren nach Operation wegen der Invasivität aus. Weniger invasive Verfahren wie dynamische Computertomographie oder digitale Subtraktionsangiographie mit Injektion in die Aortenwurzel erreichen nicht die Treffsicherheit der Koronarangiographie.

Die Thalliumszintigraphie ist daher ein geeignetes nichtinvasives Verfahren zur Beurteilung der Bypaßdurchgängigkeit. Entsprechend der guten Spezifität der Thalliumszintigraphie kann bei postoperativ verbesserter Thalliumeinlagerung mit großer Sicherheit von einem offenen Bypaß ausgegangen werden (Berger 1979; Eichstädt 1979; Hirzel 1980; Olibasch 1980; Lösse 1981; Wrainright 1980). In einer prospektiven Untersuchung ergab sich für den Nachweis eines Bypaßverschlusses eine Sensitivität von 88% und eine Spezifität von 86% (Okada 1984 in: Simons u. Reiber 1984). Bei der Beurteilung der Bypaßoperation korreliert die Thalliumszintigraphie gut mit invasiveren Methoden wie Laktatextraktion und Koronarsinusflußmessung (Crone-Münzebrock 1982).

Die sicherste Aussage ist bei postoperativ normalem Belastungsszintigramm (einschließlich Washout) gegeben, wenn präoperativ Perfusionsdefekte vorlagen (Abb. 34). Bisweilen wird jedoch auch ein verbesserter szintigraphischer Befund trotz verschlossenen Bypasses gesehen, der sich durch Überlappung mit einer erfolgreich revaskularisierten Region oder durch verbesserte Durchblutung einer benachbarten gut revaskularisierten Region erklären läßt. Eine Verschlechterung oder fehlende Besserung des Thalliumbefundes ist auch bei offenem Bypaß möglich, sei es durch ein Fortschreiten der koronaren Herzerkrankung, durch einen perioperativen Infarkt (Lösse 1981) oder dadurch, daß der Myokardbezirk mit der ausgeprägtesten Ischämie durch die Revaskularisation am meisten profitiert, so daß postoperativ im (relativen!) Szintigramm ein anderer Bezirk weniger Aktivität anreichert (Lösse 1980).

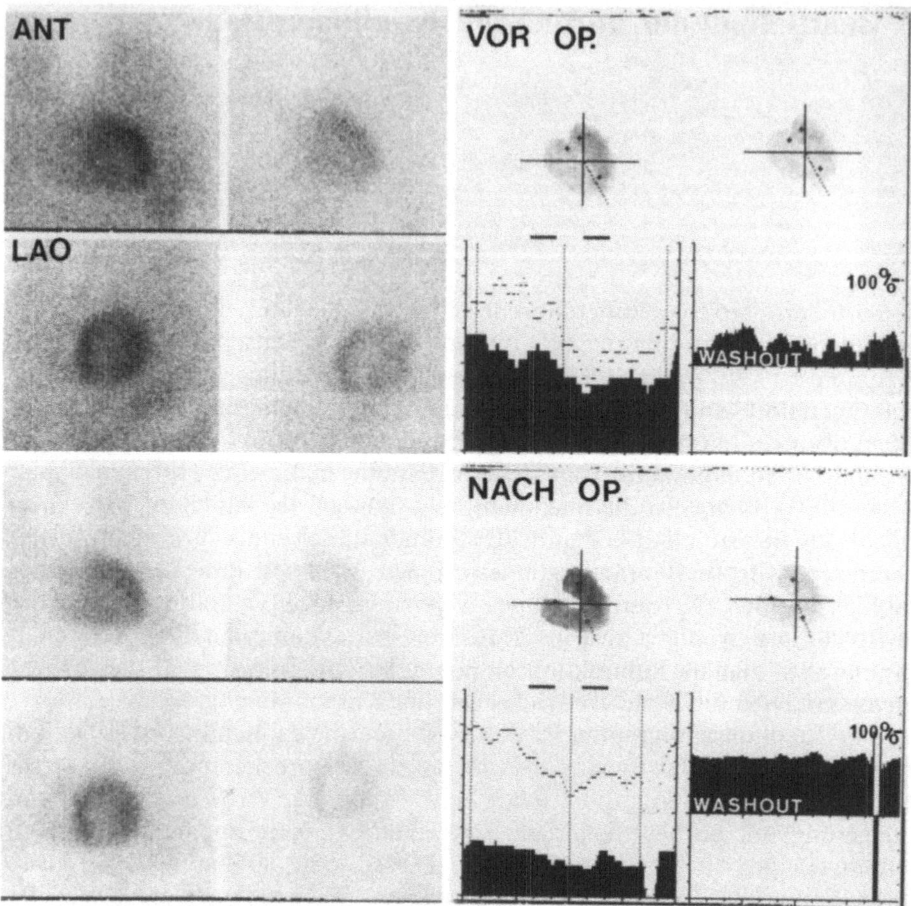

Abb. 33. Thalliumszintigramm vor und nach aortokoronarer Bypassoperation. Nach Operation völlige Normalisierung des Washout. Aufgrund der analogen Bilder allein wäre das präoperative Szintigramm bei dieser Patientin mit einer Dreigefäßerkrankung kaum als pathologisch zu werten. (Aktivitätseinlagerung in der Lunge nur präoperativ.)

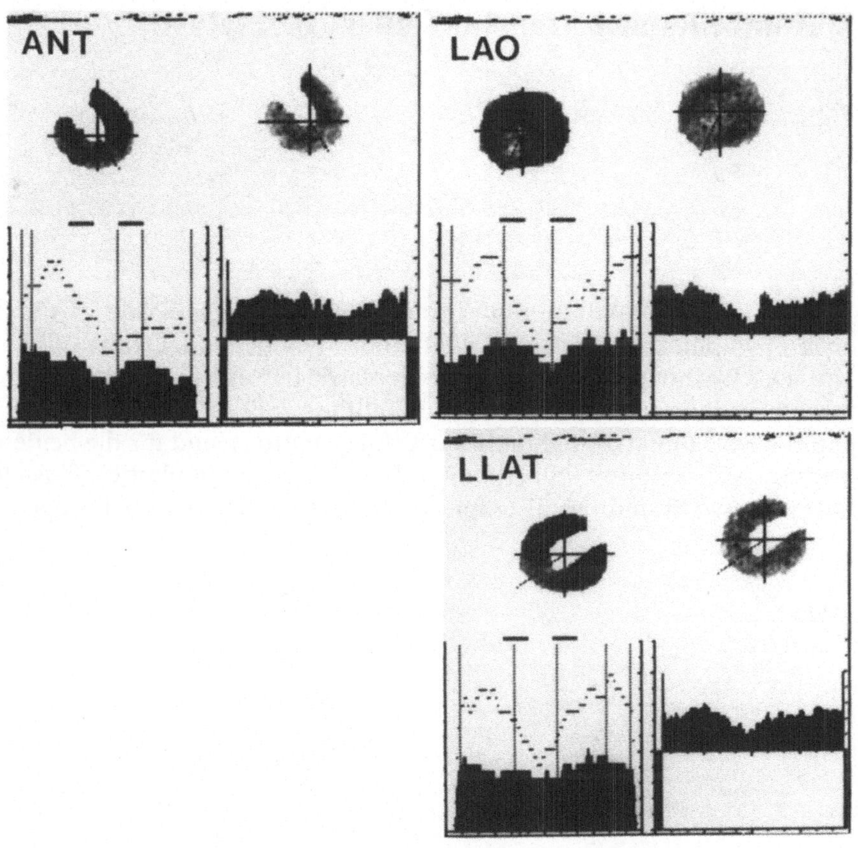# ANT LAO LLAT

Abb. 34. Bypassverschluß. Im Thalliumszintigramm Ischämie inferior

18 Kontrolle nach transluminaler Angioplastie

Auch bei der Erfolgskontrolle der transluminalen Angioplastie ist die Thalliumszintigraphie ein wertvolles Verfahren (Wijns 1985; Okada 1985; Lim 1984). Der Washout, der sich nach Angioplastie bessert (Lim 1984), ist wiederum ein wichtiges zusätzliches Kriterium für die Erfolgsbeurteilung. Die Bedingungen der Thalliumszintigraphie zur Erfolgskontrolle sind für die beiden therapeutischen Verfahren (Operation oder Katheterangioplastie) hinsichtlich Patientenauswahl und des Therapieergebnisses verschieden. Beim operativen

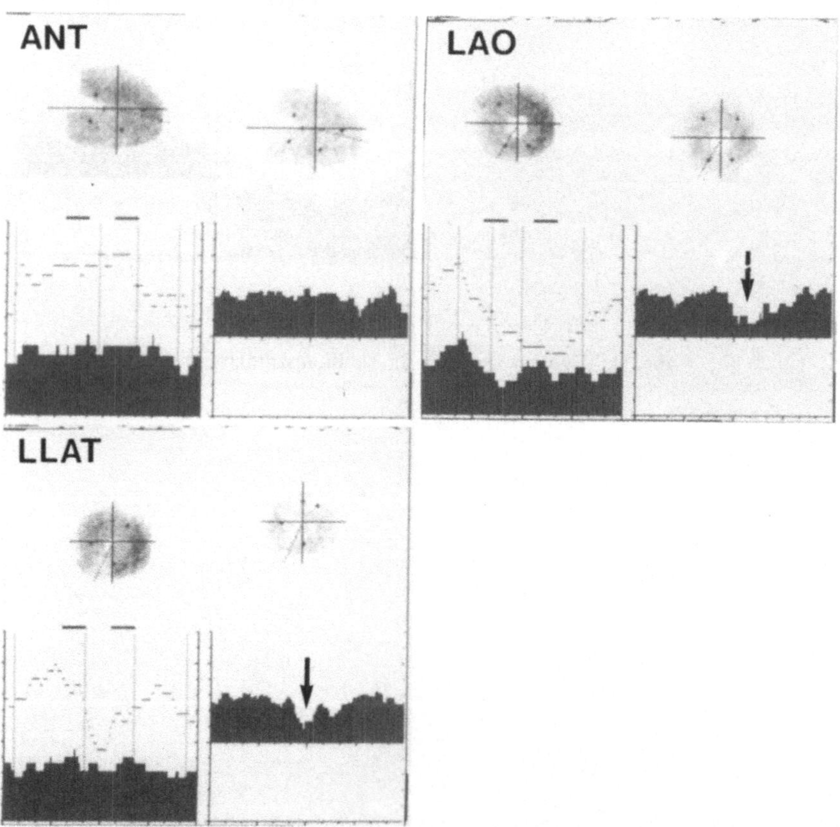

Abb.35. Zustand nach Katheterdilatation einer 90%igen Stenose der LAD mit ca. 20%iger Reststenose. Umschriebene, jedoch eindeutige Ischämie inferoapikal

Verfahren werden häufig mehrere Stenosen versorgt, während bei der Angioplastie zumeist nur eine Stenose therapiert wird. Nach operativer Revaskularisation ergibt sich zumeist die Fragestellung Bypaß offen oder verschlossen. Wie Messungen mit Xenon in Ruhe und unter Belastung gezeigt haben unterscheidet sich die Durchblutung bei offenem Bypaß nicht oder wenig vom Koronargesunden (Schmidt 1985). Bei der Angioplastie muß in einer Reihe von Fällen entweder mit einer Reststenose oder mit einer frühen Restenose gerechnet werden. Gerade in diesen Fällen einer nur geringgradigen Stenosierung ist das EKG der Thalliumszintigraphie unterlegen. Nach Wijns (1985) ist die Thalliumszintigraphie, 4 Wochen nach dem Eingriff einer Angioplastie durchgeführt, gut für die Vorhersage einer Restenosierung geeignet. Mit der Thalliumszintigraphie wurde eine Restenose bei 66% der Patienten richtig vorhergesagt gegenüber 38% mit dem Belastungs-EKG. Interessant sind weiterhin neuere Ergebnisse, die zeigen, daß die Thalliumszintigraphie nach Angioplastie gut mit der koronaren Flußreserve korreliert, unabhängig vom verbleibenden Druckgradienten bzw. der verbleibenden Reststenose (Le Grand 1984). Dennoch ist, wie bei der Koronaroperation auch bei der Dilatation, lediglich eine normale Thalliumszintigraphie eine unproblematische Befundkonstellation nach einer (erfolgreichen) Therapie. Bei einer Reihe von Patienten bleibt eine nicht erklärbare Diskrepanz zwischen einer geringen Reststenose und einem Perfusionsdefekt im Thalliumszintigramm (Abb.35) (Powelson 1986).

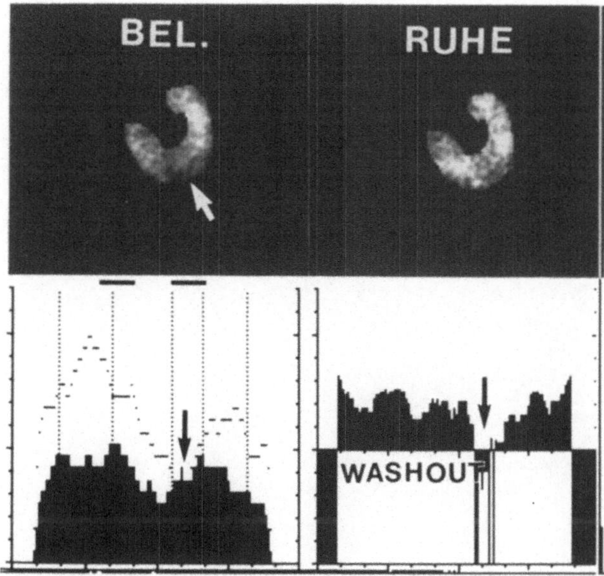

Abb.36. Zustand nach PTCA einer LCX-Stenose. Im Thalliumszintigramm Ischämie inferior. Die Reangiographie zeigte eine offene LCX bei Progredienz der KHK mit neu aufgetretener Stenose in der rechten Kranzarterie und im Diagonalast des RIA

19 Kontrolle bei Infarktbehandlung durch Thrombolyse

In einer Reihe von Studien wurde die Thalliumszintigraphie zur Erfolgsbeurteilung einer Streptokinasetherapie herangezogen (Redutto 1981; Schuler 1982; Markis 1981). Zur Objektivierung der Befundbesserung bietet sich die Thalliumszintigraphie bei derartigen Untersuchungen mit unterschiedlichen Patientenkollektiven an. Bei vergleichenden Untersuchungen läßt sich der therapeutische Effekt durch die Thalliumszintigraphie gut objektivieren. Für die klinische Routine ergibt sich für die Thalliumszintigraphie jedoch keine Indikation, da sich der Defekt im Thalliumszintigramm auch ohne Therapie verkleinert.

20 Emissionscomputertomographie (ECT oder SPECT)

20.1 Emissionscomputertomographie mit Seven-pinhole- oder Slanthole-Kollimator

Seven-pinhole-Kollimator

Noch bevor eine ECT durch rotierende Gammakamera verfügbar war, publizierten Vogel et al. 1978 und 1979 ein tomographisches Verfahren mit einem sog. Seven-pinhole-Kollimator. Bei diesem Kollimator sind 7 Pinholes mit einem Durchmesser von 5,5 mm in 12,7 cm Entfernung vom Kamerakristall angebracht, die Pinholes sind untereinander und vom mittleren Pinhole jeweils 6,6 cm entfernt. Das konische Gesichtsfeld des zentralen Pinholes steht im rechten Winkel zur Kristalloberfläche, während die Längsachsen der peripheren konischen Gesichtsfelder einwärts konvergieren. Durch diese Anordnung entsteht ein konisch geformtes zylindrisches Volumen von 12,5 cm Durchmesser, innerhalb dessen die Strahlen von allen 7 Pinholes gleichzeitig auf voneinander unabhängige Kristallregionen aufgenommen werden, so daß das zu untersuchende Organ von verschiedenen räumlichen Winkeln aus dargestellt wird (Abb. 37a). Durch einen iterativen Computeralgorithmus werden in dem „Volume of interest" Schichten erstellt. Das planare Auflösungsvermögen beträgt 1 cm, die Tiefenauflösung 1,5 cm. Die Aufnahme mit dem Seven-pinhole-Kollimator muß lediglich in einer Projektion (LAO mit leicht nach kranial gerichtetem Kamerakopf) durchgeführt werden. Die Aufnahmezeit für 750000 Impulse beträgt je nach Myokardanreicherung zwischen 6 und 14 min.

Die tomographische Myokarddarstellung führt zu einer deutlichen Verbesserung des Auflösungsvermögens (Vogel 1978; Vogel 1979). Am Phantom konnten wir dieses verbesserte Auflösungsvermögen ebenso nachweisen wie bei Patienten mit kleiner Infarktnarbe (Abb. 39C) (Botsch 1981). Außerdem erlauben die tomographischen Aufnahmen eine ausgezeichnete szintigraphische Darstellung des Myokards, die der planaren Abbildung deutlich überlegen ist.

Die genaue Zentrierung des Myokards bereitet zuweilen Schwierigkeiten. Bei manchen Kollimatoren kann mit einem einfachen Hebel die Lochgröße verstellt werden. Das Aufsuchen des Herzens wird durch Wahl eines größeren Lochdurchmessers (=höhere Countraten) erleichtert (s. Abb. 37).

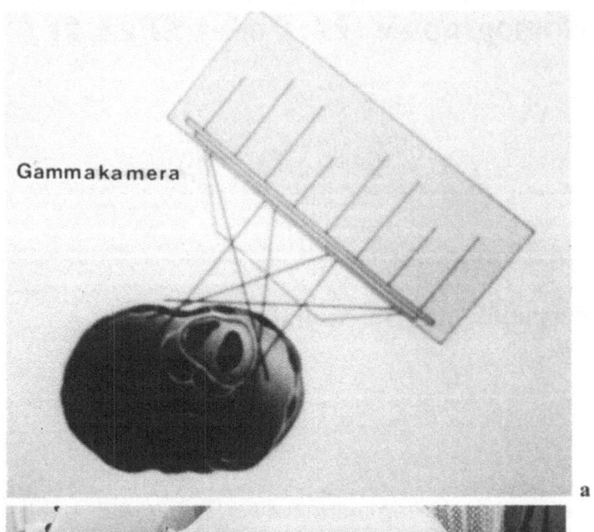

a

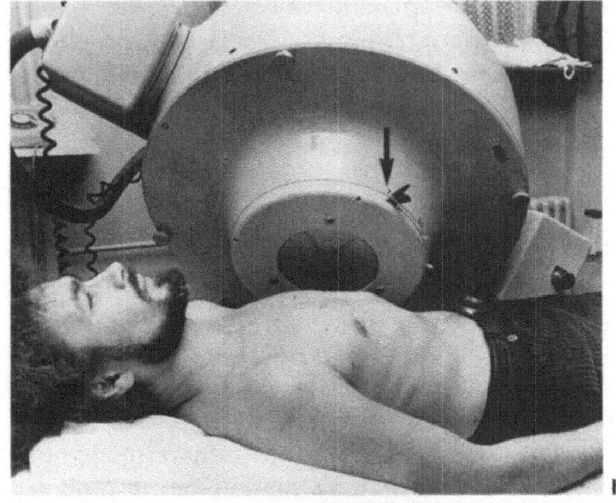

b

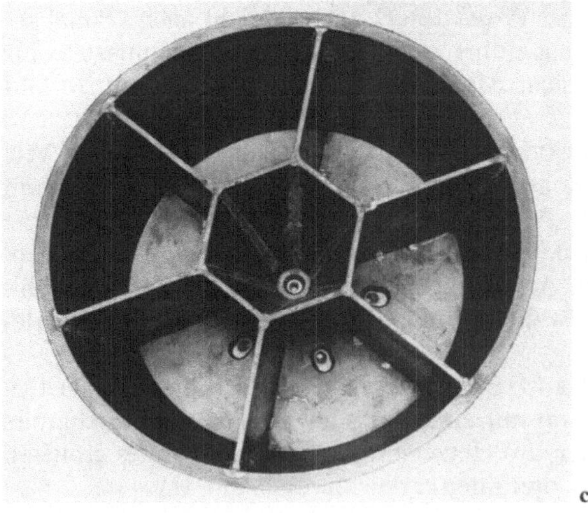

c

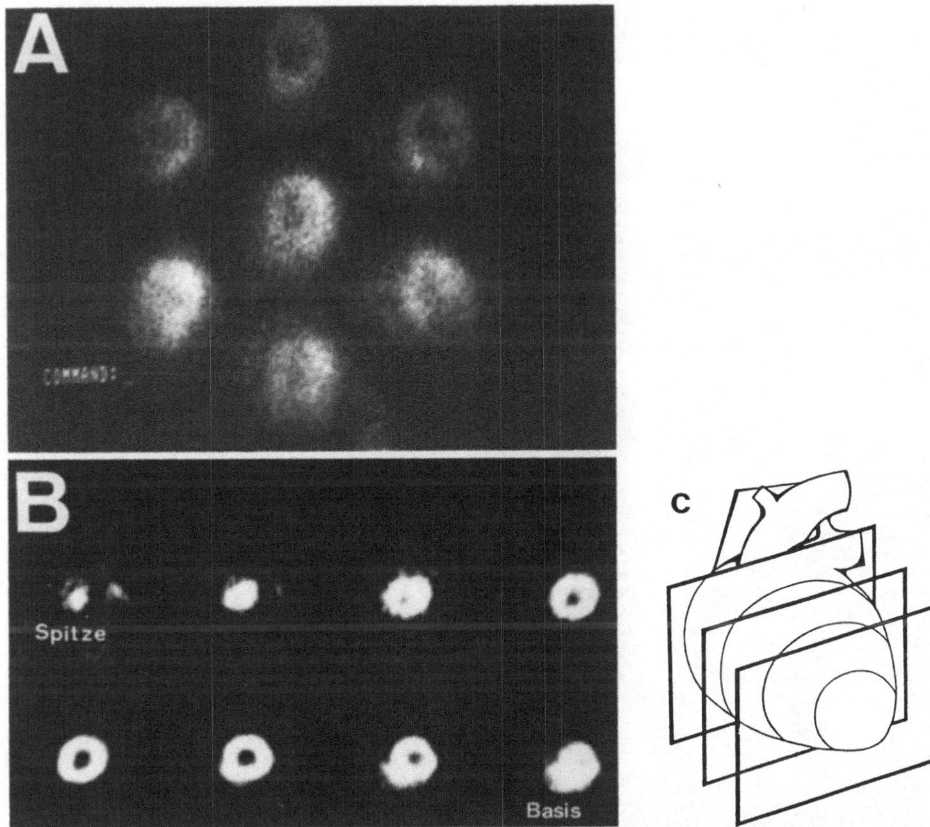

Abb. 38. **A** Die vom 7-Pinhole-Kollimator aufgenommenen Einzelbilder des linken Ventrikels.
B Die vom Computer errechneten Schichtbilder. **C** Die Schichtebene bei der Aufnahme mit dem
7-Pinhole-Kollimator (kurze Herzachse)

◄ **Abb. 37.** **a** Schematische Darstellung des Strahlengang bei 7-Pinhole-Kollimator. **b** Gammakamera mit dem 7-Pinhole-Kollimator in LAO-Einstellung. Die Größe des Pinholes kann mit einem Hebel *(Pfeil)* verstellt werden. **c** Die der Gammakamera zugewandte Seite des Kollimators

Problematisch ist die bei der Pinhole-Technik immer gegebene räumliche
Verzerrung, da mit dem Abstand vom Kollimator auch der Abstand der
Schichttiefe zunimmt und gleichzeitig das Auflösungsvermögen abnimmt.

Nach den zunächst von Vogel publizierten sehr günstigen Ergebnissen bei
klinischen Untersuchungen wurde von anderen Autoren die Überlegenheit
des Seven-pinhole-Kollimators überhaupt in Zweifel gezogen, insbesondere
waren vermehrt falsch-positive Ergebnisse festzustellen. Aufgrund unserer Ergebnisse ist die Spezifität der Thalliumszintigraphie mit dem Seven-pinhole-
Kollimator nicht schlechter als mit planarer Technik (Botsch 1981), wenn Artefakte bei der Aufnahme vermieden werden bzw. bei kritischer Befundung
ihre Berücksichtigung finden.

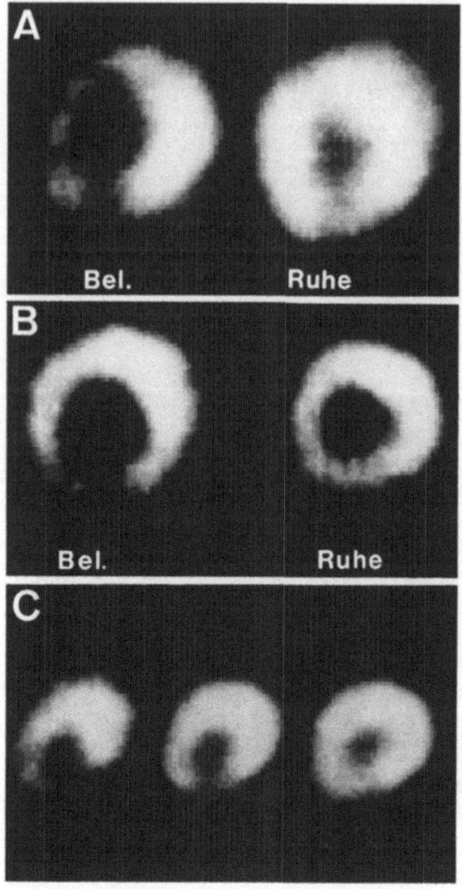

Abb. 39. A Belastungs- und Ruheszintigramm bei einem Patienten mit 90%iger Stenose des RIA. **B** Belastungsinduzierte Minderperfusion inferior. **C** Kleiner inferiorer Infarkt, nur auf 3 Schichten erkennbar. Der Infarkt war auf den planaren Szintigrammen nicht nachzuweisen. Zu beachten ist bei den Schichtaufnahmen die gute Bildqualität durch die überlagerungsfreie Myokarddarstellung

Inzwischen ist durch den zunehmenden Einsatz der rotierenden Gammakamera die Seven-pinhole-Tomographie überholt. Dennoch wird dieses Verfahren weiterhin in vielen Zentren noch genutzt. Vorteilhaft ist, daß das Herz in koronarer Ebene dargestellt wird, mit der sich das Myokard am besten beurteilen läßt. (Auch bei der Untersuchung mit rotierender Gammakamera wird zumeist ebenfalls diese Schichtführung zur Befundung herangezogen (s. Kap. 20.2)). Weiterhin ist von Vorteil, daß auch bei beengten Raumverhältnissen, wie z. B. in einem Katheterlabor, eine Schichtuntersuchung mit dem Seven-pinhole-Kollimator noch möglich ist, jedoch nicht mit rotierender Gammakamera. Da der Kamerakopf feststeht, können schnelle Änderungen des Aktivitätsprofiles erfaßt werden. Die Multi-pinhole-Technik ist außerdem mit mobilen Kameras möglich.

Wie bei der planaren Szintigraphie und bei der Emissionscomputertomographie mit rotierender Gammakamera ist auch mit der Seven-pinhole-Tomographie eine Quantifizierung durch zirkumferentielle Profilanalyse und Washout-Bestimmung durchführbar (Massie 1983).

Rotierender Slanthole-Kollimator

Beim Slanthole-Kollimator wird der tomographische Effekt durch schräge Lochbohrungen (Slantholes) des Kollimators, die die Impulse des untersuchten Organs von 2 unterschiedlichen Richtungen aufsammeln, erzielt. Durch Drehungen des Kollimators können insgesamt 8 Projektionen erreicht werden, aus denen sich wiederum durch iterative Rechenverfahren Schichtbilder des Herzens erstellen lassen (Abb. 40).

Der Slanthole-Kollimator bietet gegenüber dem Seven-pinhole-Kollimator Vorteile wegen der geringeren geometrischen Verzerrung. Aber auch bei diesem Kollimator ist die Positionierung bisweilen problematisch, und mit Off-axis-Effekten, d. h. Bildverzerrungen bei nicht senkrecht zum Kristall stehendem Myokard, ist zu rechnen. Der Slanthole-Kollimator hat, gemessen an der Zahl der Installationen, nicht die Bedeutung des Seven-pinhole-Kollimators, hauptsächlich wahrscheinlich, weil er später als dieser entwickelt wurde und diese Technik durch die rotierende Gammakamera überholt ist (Starling 1985).

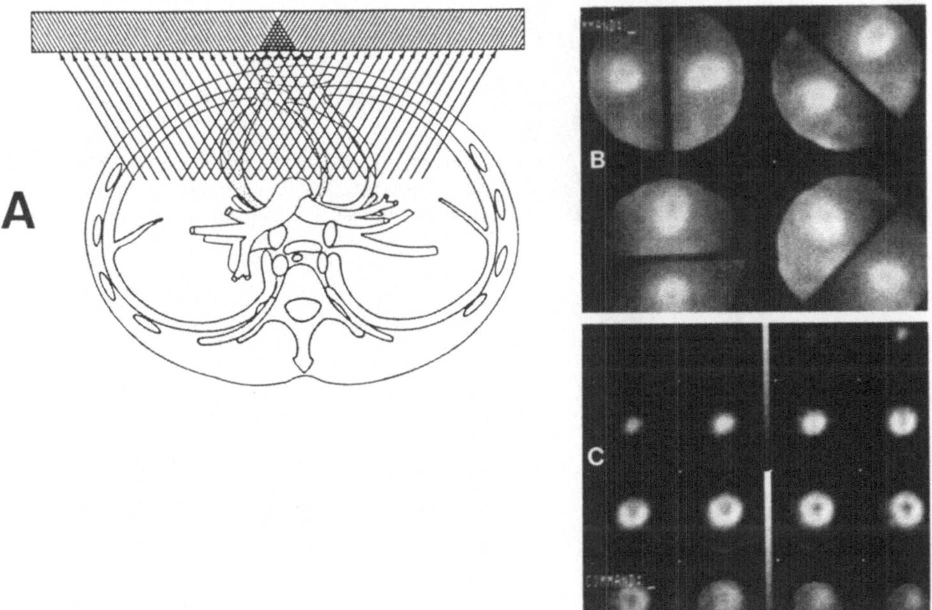

Abb. 40. **A** Strahlengang beim Slanthole-Kollimator. **B** Einzelaufnahmen bei unterschiedlicher Drehung des Kollimators sowie daraus errechnete Schichten (**C**)

20.2 ECT mit rotierender Gammakamera

Gammakameras mit der Möglichkeit einer Rotation sind in zunehmender Anzahl verfügbar. Seit 1980 liegen Erfahrungen über die Thalliumszintigraphie mit rotierender Gammakamera vor.

Die Datenakquisition kann durch Rotation um 360° oder um 180° erfolgen, wobei bei letzterer von 45° im ersten Schrägen bis 45° links dorsal rotiert wird. Welche der beiden Methoden zu bevorzugen ist, wird in der vorliegenden Literatur kontrovers behandelt (Tamaki 1982; Coleman 1982; Hoffmann 1982; Eisenohr 1982; Knesurek 1984; Go 1985; Rahimian 1986; Mena 1986; Kirsch 1985). In der Mehrzahl wird allerdings die Rotation um 180° bevorzugt, da das Herz im linken vorderen Thorax gelegen ist und so die Zählstatistik günstiger ist. Zudem ermöglicht die Rotation um 180° einen geringeren Abstand der Gammakamera vom Patienten, wodurch das Auflösungsvermögen verbessert wird.

Vom Prinzip her erlaubt die Untersuchung mit einer Doppelkopfkamera eine schnellere Aktivitätsakquisition. Der Vorteil wird jedoch durch den damit notwendigerweise verbundenen größeren Abstand der Kameraköpfe mit Ver-

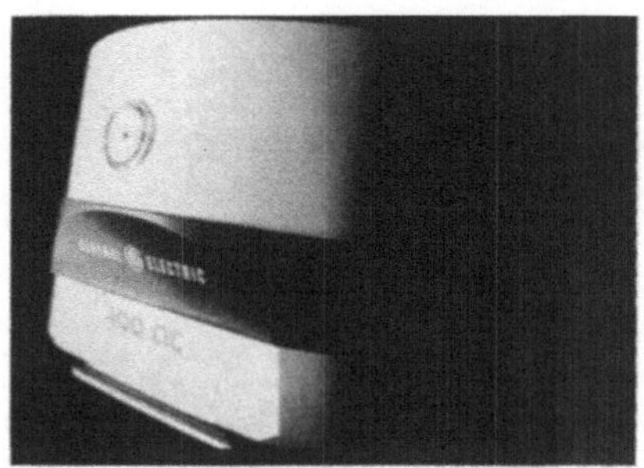

Abb. 41. Kamerakopf mit schmalerem Rand an der Stirnseite. Die Umgebungsstrahlung wird an dieser Stelle mit Wolfram (statt Blei) abgeschirmt

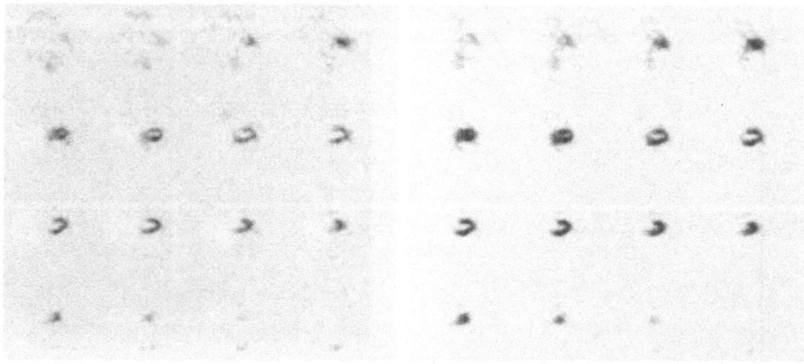

Abb. 42. Verbesserung des Signal-Rausch-Verhältnisses durch Volumenglättung *(rechts)*

70

schlechterung des Auflösungsvermögens und Abnahme der Zählraten (je Kamerakopf) zum Teil wiederum aufgehoben.

Zur Verringerung des Abstandes Kamera – Patient sind beim auf dem Rücken liegenden Patienten die Arme nach oben hochgeschlagen. Günstig sind Kameraköpfe, die nur einen schmalen Rand aufweisen oder sog. Cut-off-Kameras, bei denen an der Stirnseite des Kamerakopfes durch Verwendung von Wolfram die Abschirmung schmaler ist (Abb. 41). Eine weitere Verbesserung der Aufnahmebedingungen ergibt sich durch elliptische statt kreisförmiger Rotation. Von seiten der Software führt eine Volumenglättung zu einem verbesserten Signal-/Rausch-Verhältnis sowie besseren Abbildungen in den orthogonalen und obliquen Schichten. Eine weitere Verbesserung wird durch die Schwächungskorrektur (Attenuation-Correction) erreicht. Zur Berechnung der Körperkonturen werden gleichzeitig mit dem Photopeak auch Compton-Streubilder aufgenommen. Die Konturen werden dann für die Berechnung der Schwächungskorrekturmatrix verwendet (Abb. 42). Auch bei der SPECT muß mit möglichst geringer Aufnahmezeit (nicht über 20 min) untersucht werden. Um hierbei optimale Abbildungen zu erhalten, wird von manchen Autoren eine höhere Dosis von 3–3,5 mCi Thallium empfohlen (Folks 1985; Mena 1986). Es lassen sich jedoch auch mit 2 mCi in Aufnahmezeiten von 20 min

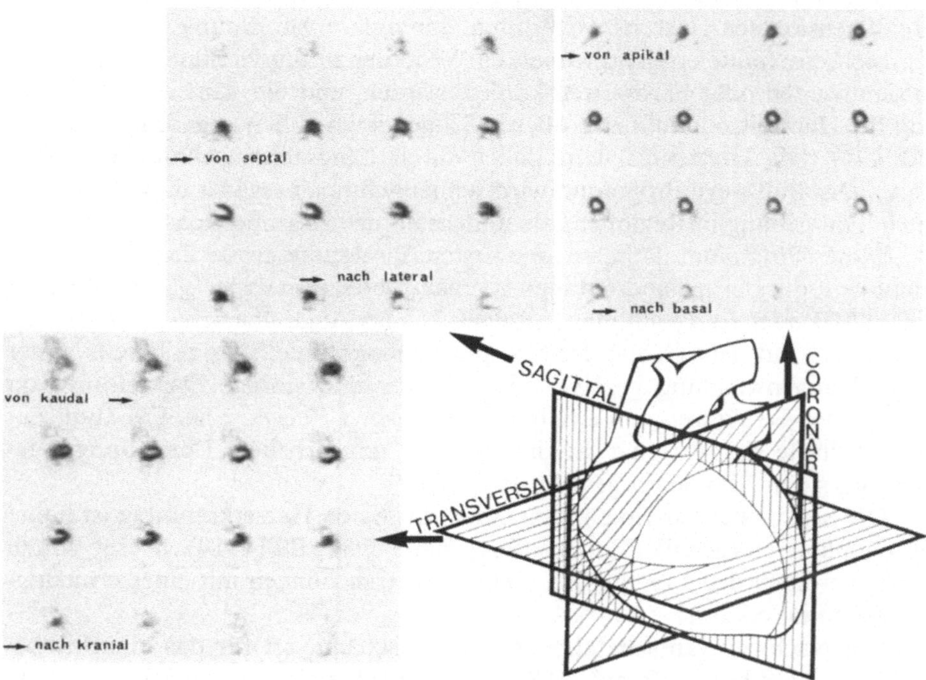

Abb. 43. Transversaler, koronarer und sagittaler Schnitt durch den linken Ventrikel

71

qualitativ gute Schichtbilder erstellen (Nohara 1985; Garcia 1985), so daß die Emissionscomputertomographie mit rotierender Gammakamera in einem ähnlichen Zeitraum wie die planare Szintigraphie durchgeführt werden kann. Mit zunehmender Erfahrung und weiterer instrumenteller Verbesserung ist die SPECT nicht zeitaufwendiger als die planare Szintigraphie.

Nach Berechnung der Schnitte läßt sich das Herz in transversaler, sagittaler und koronaler Schnittführung darstellen (Abb. 43). Die Richtung der Schnittführung durch die Längs- und Kurzachse des Herzens wird anhand der transversalen und sagittalen Schichten festgelegt. Die transversalen Schichten eignen sich zur Festlegung der Kurzachsenschnitte. Je nach Auswertungsprogramm wird die Kurzachse in 3 oder mehr Schichten eingeteilt (Garcia 1985; Prigent 1985). Die Auswertung der emissionscomputertomographischen Herzdarstellung erfolgt hauptsächlich über die Kurzachsen, da die transversalen Schnitte wegen des Partial-Volume-Effektes schwieriger zu bewerten sind. Die Schnitte der Längsachse dienen vor allem zur Darstellung der Herzspitze.

Die einzelnen Kurzachsenschnitte können wie bei der normalen planaren Technik mit der Zirkumferenzmethode einschließlich der Washout-Bestimmung ausgewertet werden. Ein besonders geeignetes Verfahren zur Quantifizierung aber auch zur übersichtlichen Darstellung des dreidimensional erfaßten Myokards ist das von Garcia et al. (1985) erstellte sog. Bull's-eye-Programm. Hierbei werden die zirkumferentiellen Profile von der Apex bis zur Basis aus 9–12 Schnitten des Belastungs- und Ruheszintigramms einschließlich Washout berechnet. Eine anschauliche zweidimensionale Wiedergabe des dreidimensionalen Herzens wird durch eine polare Anordnung der einzelnen Kurzachsenschnitte erreicht, wobei die Werte der zirkumferentiellen Analysen in Grauwerten oder Farbwerten kodiert werden, und die Kurzachsenschnitte von der Herzspitze in immer größeren Ringen nach außen angeordnet werden (Abb. 44) (Die Herzspitze wird dabei durch Längsachsenschnitte repräsentiert.). Das Bull's-eye-Programm wird schließlich noch ergänzt durch eine spezielle Farbgebung in Regionen, die außerhalb des Normbereichs liegen.

Dieses Programm ist bereits ein erster Ansatz, die große Zahl von Informationen, die bei jeder dreidimensionalen Datenaufnahme (gleichgültig, ob CT, NMR oder ECT) anfallen, in einer für das Auge überschaubaren Weise zu ordnen. Auf dem Gebiet der Computertomographie hat sich bereits in der klinischen Anwendung gezeigt, daß die dreidimensionale Darstellung von knöchernen Strukturen von erheblicher klinischer Relevanz ist. Ein ähnlicher Vorteil dürfte sich für eine dreidimensional aufgearbeitete Darstellung ergeben, wie sie in Abb. 46 dargestellt ist.

Die Sensitivität zur Erkennung einer koronaren Herzerkrankung ist höher als bei planarer Technik (Tamaki 1984; Fintel 1984; Büll 1984). Dieser Vorteil wird aber nach den Ergebnissen einiger Untersuchungen mit einer erniedrigten Spezifität erkauft.

Die Nachweiswahrscheinlichkeit einer Ischämie ist für das einzelne betroffene Gefäß höher (Tamaki 1984; Büll 1984; Garcia 1984; Fintel u. Tamaki 1984).

72

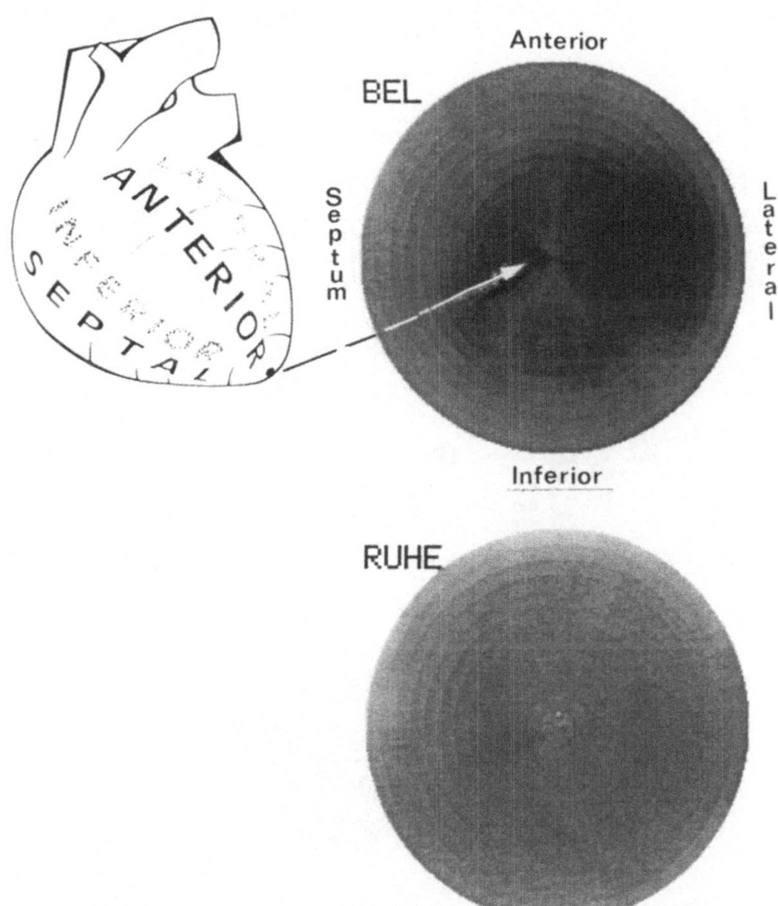

Abb. 44. Darstellung des linken Ventrikels mit dem Bulls-Eye-Programm. Das Zentrum entspricht der Herzspitze. Die äußeren Ringe entsprechen Myokardabschnitten an der Herzbasis.

Aufgrund der besseren Abgrenzung und der backgroundfreien Darstellung läßt sich eine bessere Quantifizierung der Myokardmasse, der ischämischen Myokardmasse oder der Infarktausdehnung durchführen (Garcia 1985). Wie im Tierversuch gezeigt werden konnte, korrelierte der szintigraphische Befund hinsichtlich Defektgröße und Impulszählung in hohem Maße mit dem anatomischen Präparat mit einem Koorelationskoeffizienten von 0,94 bzw. 0,95 (Fintel 1984). Ähnlich gute Korrelationen fanden sich auch im Tierversuch bei der Infarktgröße (Keyes 1981), sowie zwischen Infarktgröße, abgeschätzt anhand der Serumenzyme und Speicherdefekte im ECT (R = 0,89 gegenüber planarer Technik mit R = 0,73).

Die Nachweiswahrscheinlichkeit für ältere Infarkte ist durch die bessere Auflösung höher (in einer Untersuchung von Ritchie 1982 wurden durch die Tomographie 87% und durch die planare Technik nur 63% älterer Infarkte

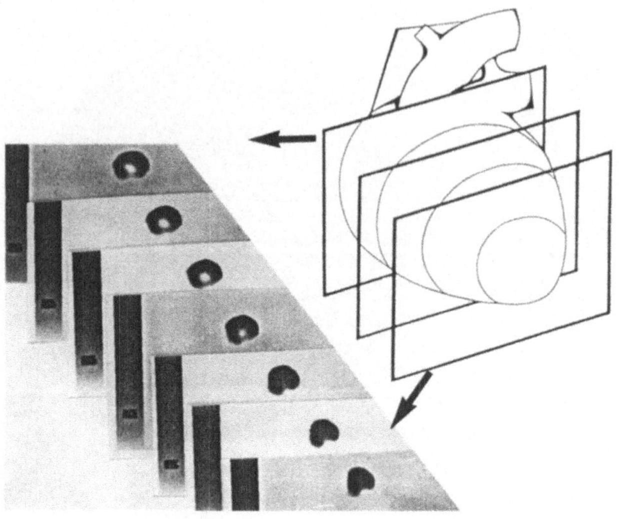

Abb. 45. Kleiner inferiorer Infarkt, der nur auf den Schichtbildern zur Darstellung kommt

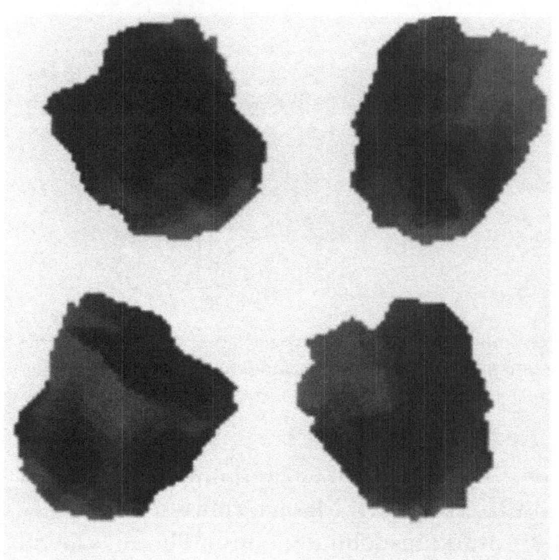

Abb. 46. Versuch einer dreidimensionalen Darstellung des Myokards. Der Raumeindruck wird durch unterschiedliche Graustufen erreicht. Links oben anterior, dann Drehung jeweils um 90°

nachgewiesen). Ein Beispiel für einen Infarktnachweis im ECT bei unauffälliger planarer Darstellung gibt die Abb. 45 wieder.

Wägt man die Vorteile der ECT gegenüber der planaren Technik für die klinische Routine ab, so ist die planare Technik dann ausreichend, wenn es lediglich darum geht, eine koronare Herzerkrankung zu diagnostizieren. Für diffizilere Fragestellungen wie zur Beurteilung bestimmter Regionen, bei denen eine Revaskularisation vorgesehen ist, ist die ECT jedoch der planaren Technik deutlich überlegen (Ashburn 1985).

74

21 Technetiummarkierte myokardaffine Substanzen

Zum Ersatz des für szintigraphische Untersuchungen nicht idealen Isotops Thallium[201] wurden erhebliche Anstrengungen unternommen, das günstigere Isotop Tc^{99m} an myokardaffine Substanzen zu binden. Einige Verbindungen schienen im Tierversuch vielversprechend, zeigten jedoch bei Untersuchungen am Menschen keine befriedigenden Ergebnisse (Deutsch et al. 1981; Nishiyama et al. 1982; Dudzak et al. 1983). Jones et al. (1984) fanden eine hohe Anreicherung von kationischen Tc-Verbindungen im Myokard. Die als erstes untersuchten Substanzen dieser Substanzgruppe (TBI und CBI) reicherten sich außer im Myokard noch in Lunge und Leber an. Weitgehend ohne störenden Leber- und Lungenbackground sind die Myokardszintigramme mit dem Tc^{99m}-Hexakis-2-methoxy-isobutyl-isonitril-Komplex (MIBI, RP 30, Fa. Du Pont) (Formel s. Abb. 47). Diese Substanz reichert sich in einem ähnlich hohen Prozentsatz wie Thallium und ebenfalls abhängig von der Durchblutung im Myokard an. Tierexperimentelle Untersuchungen ergaben, daß diese Substanz kein Kaliumanalog ist, also auch keine Redistribution aufweist. Die Substanz wird von einem spezifischen Rezeptor in der Myokardzelle gebunden und ist von diesem durch inaktive Substanz wieder zu verdrängen. Die Anreicherung im Myokard bleibt über einen langen Zeitraum (mehrere Stunden) hin konstant (Mousa et al. 1986; Williams et al. 1986).

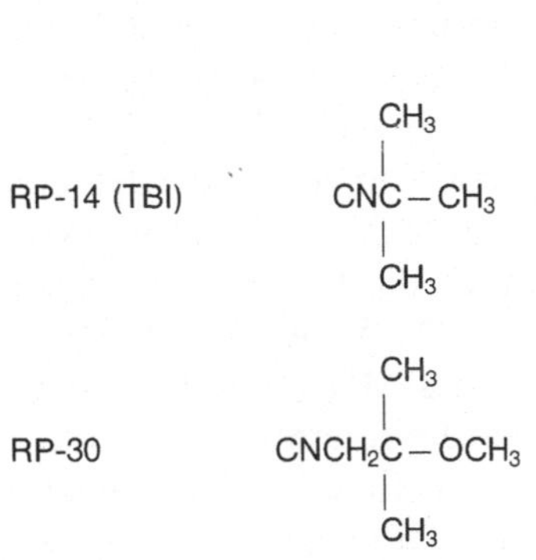

$$RP\text{-}14\ (TBI) \qquad CNC\underset{\displaystyle CH_3}{\overset{\displaystyle CH_3}{-}}\!C\!-\!CH_3$$

$$RP\text{-}30 \qquad CNCH_2\underset{\displaystyle CH_3}{\overset{\displaystyle CH_3}{-}}\!C\!-\!OCH_3$$

Abb. 47. Strukturformel der beiden Tc^{99m}-Isonitrile RP-14 (TBI) und RP-30

Die Vorteile einer Tc-markierten myokardaffinen Substanz ergeben sich aus den physikalischen Eigenschaften von Tc^{99m} und Tl^{201}.

Vorteile des Tc^{99m} gegenüber Tl^{201} bei der Myokardszintigraphie

Eigenschaft	Auswirkung für die Anwendung
1. Kürzere Halbwertzeit	Verabreichung höherer Aktivitäten möglich, somit bessere Zählraten; dadurch: – verbesserte Bildqualität bzw. kürzere Untersuchungszeit – Ermöglichung getriggerter Studien – Untersuchung der Herzbinnenräume (Firstpass) gleichzeitig mit der Myokardszintigraphie möglich, Strahlenbelastung geringer als bei Tl^{201}
2. Günstigere γ-Energie (140 gegenüber 90 keV)	– Verbesserte Darstellung der Hinterwand – Vermeidung von Artefakten durch Gewebeüberlagerung – Verbesserte Bildqualität – Verbesserung der Untersuchung mit SPECT möglich
3. Bessere Verfügbarkeit	– Reduzierung der Kosten der Myokardszintigraphie – Einfachere Planung des Untersuchungsganges – Erleichterung von Notfalluntersuchungen (akuter Myokardinfarkt)

Durch die kürzere Halbwertzeit des Tc^{99m} kann eine technetiummarkierte Substanz in höherer Dosierung injiziert werden. Die Strahlenbelastung ist auch bei einer Dosis von 1110 MBq (30 mCi) noch niedriger als bei Tl^{201} (74 MBq bzw. 2 mCi pro Untersuchung). Durch die höheren Impulsraten verbessert sich die Bildqualität bzw. verkürzt sich die Untersuchungszeit. Auch getriggerte Untersuchungen sind durchführbar. Probleme der Thalliumszintigraphie wie die Darstellung der Hinterwand oder Artefakte durch überlagerndes Gewebe (s. S. 18) sind durch die höhere γ-Energie des Tc^{99m} (140 KeV) weitgehend eliminiert. Die bessere Verfügbarkeit des Tc^{99m} erlaubt mehr Untersuchungen und erleichtert die Bereitstellung der Untersuchung im Notfall (Verdacht auf Herzinfarkt). Schließlich senkt ein Ersatz des Tl^{201} durch Tc^{99m} auch die Kosten einer Untersuchung.

Die Verwendung einer Substanz, die mit Tc markierbar ist und wie im Falle des MIBI eine konstante Myokardanreicherung aufweist, hat für die Myokardszintigraphie folgende Auswirkungen:

1. Eine 2malige Injektion wie bei früheren Thalliumprotokollen ist wegen der fehlenden Redistribution für den Ischämienachweis notwendig. Diese zweite Injektion kann entweder 24 h später oder – mit unterschiedlicher Dosis

– nach Abschluß der ersten Untersuchung erfolgen. So kann z.B. die Belastungsuntersuchung mit 185 MBq (5 mCi) und die Ruheuntersuchung nach einer 2. Injektion mit 925 MBq (25 mCi) durchgeführt werden. Bei einem solchen Protokoll verkürzen sich für die nuklearmedizinische Abteilung und den Patienten die Wartezeiten.

2. Durch die Konstanz der Aktivitätseinlagerung im Myokard muß die Szintigraphie nicht unmittelbar nach der Belastung erfolgen. Die szintigraphische Untersuchung kann zu irgend einem beliebigen Zeitpunkt nach Belastung (und damit auch räumlich getrennt) durchgeführt werden.

3. Eine tomographische Untersuchung kann mit ausreichender Impulszahl, u.U. auch getriggert, durchgeführt werden.

4. Nach ergometrischer Belastungsuntersuchung kann zusätzlich zur Myokardszintigraphie eine Untersuchung der Herzbinnenräume mit der First-pass-Technik durchgeführt werden.

5. Im Unterschied zu Tl^{201} läßt sich wegen der fehlenden myokardialen Clearance des Tc^{99m}-MIBI kein regionaler Washout ableiten. Auf den Informationsgewinn dieses Parameters (s. S.26f.) muß folglich verzichtet werden.

Bisherige Untersuchungen am Patienten mit MIBI zeigten eine gute Übereinstimmung beim Ischämienachweis mit der Thalliumszintigraphie. Bezogen auf Segmente betrug die Übereinstimmung 89% (Rigo 1986). Die Strukturformel der Substanz ist aus Abb. 47 ersichtlich, ein Ganzkörperszintigramm ist in Abb. 48 wiedergegeben. Die Abb. 49a und b zeigen die ausgezeichnete Qualität der Myokardszintigraphie mit einer Tc-markierbaren Substanz am Beispiel eines Koronargesunden. Die geschätzte Strahlenbelastung ist in Tabelle 3 aufgeführt. Die Substanz MIBI (RP 30) ist gegenwärtig die günstigste Substanz

Tabelle 3. Strahlendosis von Tc99m RP-30A

Organ	Geschätzte Energiedosis			
	Belastung		Ruhe	
	rd/30 mCi	mGy/1110 MBq	rd/30 mCi	mGy/1110 MBq
Blase	1,65	16,5	2,34	23,4
Dünndarm	0,20	2,0	0,30	3,0
Obere Dickdarmwand	0,20	2,0	0,39	3,9
Untere Dickdarmwand	0,22	2,2	0,36	3,6
Gallenblase	0,19	1,9	0,19	1,9
Herzwand	0,78	7,8	0,81	8,1
Nieren	1,29	12,9	2,46	24,6
Leber	0,29	2,9	0,39	3,9
Lungen	0,57	5,7	0,57	5,7
Milz	0,63	6,3	0,75	7,5
Schilddrüse	1,71	17,1	2,85	28,5
Ovarien	0,23	2,3	0,27	2,7
Testes	0,14	1,4	0,14	1,4
Rotes Knochenmark	0,25	2,5	0,25	2,5
Ganzkörper	0,18	1,8	0,19	1,9

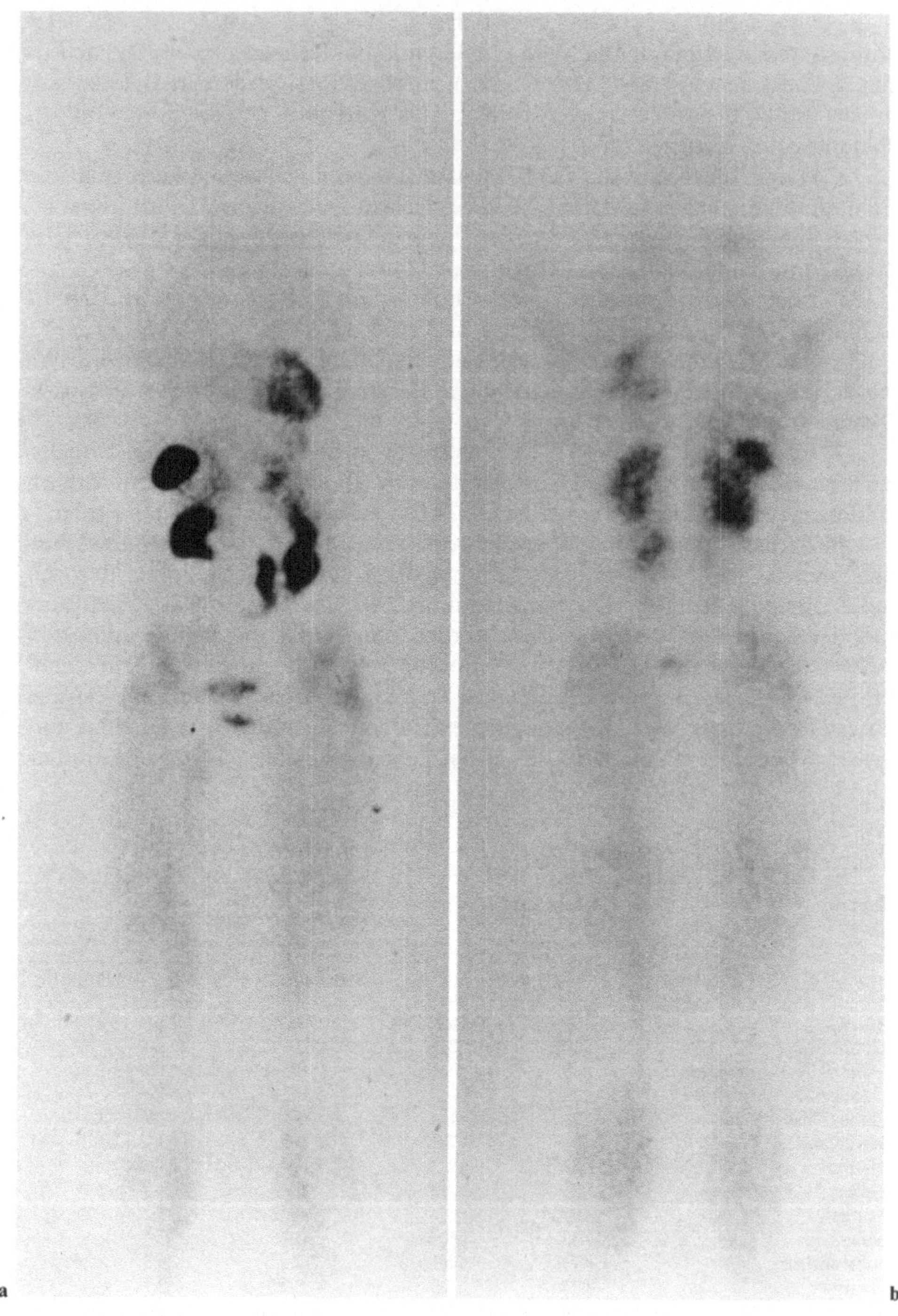

Abb. 48a, b.   Ganzkörperszintigramm anterior und posterior 60 min nach Injektion von RP-30. Aktivitätsanreicherung im Myokard, in der Gallenblase und im Darm

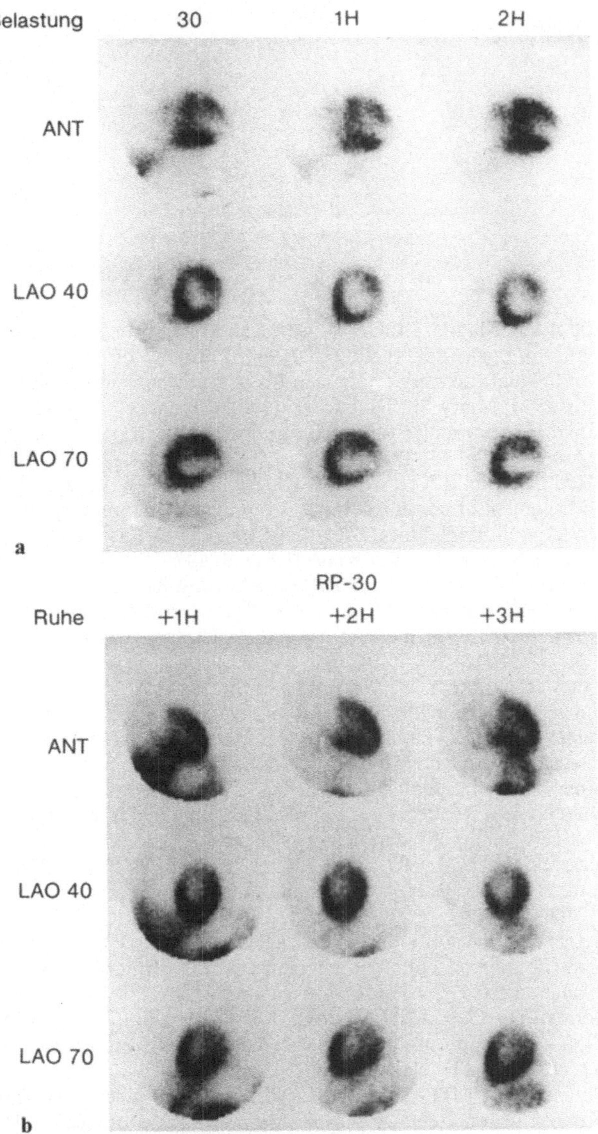

Abb. 49. Szintigraphische Darstellung des Myokards in Belastung (**a**) und Ruhe (**b**) nach Injektion von RP-30. Man beachte die ausgezeichnete Bildqualität sowie die Konstanz der Myokardeinlagerung über mehrere Stunden hinweg

für die Myokardszintigraphie. Weitere Substanzgruppen werden zur Zeit auf ihre Brauchbarkeit hin untersucht. Eine von der Firma Squibb hergestellte Tc-Markierung reichert sich rasch im Herzen an und wird ebenso rasch wieder ausgewaschen. Obwohl letzteres für die Szintigraphie von Nachteil ist, ließe sich gerade diese Eigenschaft im Sinne einer regionalen Clearancebestimmung diagnostisch nutzen.

Literatur

Abdulla A, Maddahi J, Garcia E, Rozanski A, Swan HJC, Berman DS (1985) Slow regional clearance of myocardial thallium-201 in the absence of perfusion defect: contribution to detection of individual coronary artery stenosis and mechanism for occurence. Circulation 71: 58–62

Ahmad M, Merry SL, Haibach H (1981) Evidence of impaired myocardial perfusion and abnormal left ventricular function during exercise in patients with isolated systolic coronary artery. Am J Cardiol 48: 832–836

Albro PC, Gould KL, Westcott RJ, Hamilton GW, Ritchie JL, Williams DL (1978) Noninvasive assessment of coronary stenoses by myocardial imaging during pharmacologic coronary vasodilatation. III. Clinical trial. Am J Cardiol 42: 751–760

Arnett EN, Isner JM, Redwood DR et al (1979) Coronary artery narrowing in coronary heart disease: Comparison of cineangiographic and necropsy findings. Ann Intern Med 91: 350–356

Atkins HL, Budinger TF, Lebowitz E, Ansari AN, Greene MW, Fairchild RG, Ellis KJ (1977) Thallium-201 for medical use part 3: Human distribution and physical imaging properties. J Nucl Med 18: 133–140

Bailey IK, Rouleau JR, Griffith LSC, Strauss HW, Pitt B (1977) Myocardial perfusion imaging to detect patients with single and multivessel disease. Herz 2: 135

Bateman TM, Raymond M, Czer L, Chaux A, Kass R, Marloff I, Berman DS, Gray R (1984) Assessment of stenosis severity: Correlation of Angiography, Tl-201 scintigraphy and intracoronary pressure gradients. J Nucl Med 25: 29

Bateman TM, Maddahi J, Gray RJ et al (1984) Diffuse slow washout of myocardial thallium-201: A new scintigraphic indicator of extensive coronary artery disease. J Am Coll Cardiol 4: 55

Bateman TM, Gray RJ, Czer LSC et al (1986) The severely depressed left ventricle in ischemic heart disease: Rest-redistribution tl-201 imaging predicts improvement after revascularization. J Nucl Med 27: 933

Berger BC, Watson DD, Burwell LR, Crosby IK, Wellons HA, Teates CD, Beller GA (1979) Redistribution of thallium at rest in patients with stable and unstable angina and the effect of coronary artery bypass surgery. Circulation 60: 1114–1125

Berman DS, Garcia EV, Maddahi J (1981) Thallium-201 myocardial scintigraphy in the detection and evaluation of coronary artery disease. In: Berman DS; Mason DT (eds) Clinical Nuclear Cardiology 49. Grune & Stratton

Bodenheimer MM, Banka VS, Fooshee C, Hermann GA, Helfant RH (1978) Relationship between regional myocardial perfusion and the presence, severity and reversibility of asynergy in patients with coronary heart disease. Circulation 58: 789

Botsch H (1981) Tomoszintigraphie des Herzens. In: Hör G, Felix R (Hrsg) Kardiovaskuläre Nuklearmedizin, Möglichkeiten und Grenzen der Myokardszintigraphie mit 201-Thallium. Frankfurt

Botsch H, Calder D, Savaser A, Felix R (1981) Emissionscomputertomographie des Myokards mit dem 7-Pinhole-Kollimator. Dtsch Med Wochenschr 44: 1468–1471

Botsch H, Calder D, Savaser A, Pottmeyer A, Eichstädt H, Golde G (1982) Emissionscomputer-Tomographie des Myokards mit dem 7-Pinhole-Kollimator. In: Schmidt HAE, Rösler H (Hrsg) Nuklearmedizin, 19. Internationale Jahrestagung der Gesellschaft für Nuklearmedizin – Europa – Bern, 8.–11. September 1981. S. 510–513, Schattauer-Verlag

Botvinick EH, Taradash MR, Shames DM, Parmley WW (1978) Thallium-201 myocardial perfusion scintigraphy for the clinical clarification of normal, abnormal und equivocal electrocardiographic stress test. Am J Cardiol 41: 43

Botvinick EH, Dunn RF, Hattner RS, Massie BM (1980) A consideration of factors affecting the diagnostic accuracy of thallium-201 myocardial perfusion scintigraphy in detecting coronary artery disease. Semin Nucl Med 10: 157–167

Botvinick EH, Perez-Gonzales JF, Dunn R, Ports T, Chatterjee K, Parmley W (1983) Late prognostic value of scintigraphic parameters of acute myocardial infarction size in complicated myocardial infarction without heart failure. Am J Cardiol 51: 1045–1051

Boucher CA, Zir LM, Beller GA et al (1980) Increased lung uptake of thallium-201 during exercise myocardial imaging: Clinical, hemodynamic and angiographic implications in patients with coronary artery disease. Am J Cardiol 46: 189

Brown BG, Bolson E, Frimer M, Dodge HT (1977) Quantitative coronary arteriography: estimation of dimensions, hemodynamic resistence and atheroma mass of coronary artery lesions using the arteriogram and digital computation. Circulation 55: 329

Brown KA, Boucher CA, Okada RD, Strauss HW, Pohost GM (1982) Initial and delayed rigt ventricular thallium-201 rest imaging following dipyridamole-induced coronary vasodilatation: Relationship to right coronary artery pathoanatomy. Am Heart J 103: 1019

Brown KA, Boucher CA, Okada RD, Guiney TE, Newell JB, Strauss HW, Pohost GM (1983) Prognostic value of exercise thallium-201 imaging in patients presenting for evaluation of chest pain. J Am Coll Cardiol 1(4): 994–1001

Bulkley BH, Rouleau J, Strauss HW, Pitt B (1976) Sarcoid heart disease: diagnosis by thallium-201 myocardial perfusion imaging. Am J Cardiol 37: 125

Büll U, Niendorf HP, Strauer BE, Hast B (1976) Evaluation of myocardial function with the 201-thallium scintimetry in various diseases of the heart. Eur J Nucl Med 1: 125–136

Büll U, Strauer BE, Burger S, Witte J, Niendorf HP (1978) Effects of physical stress and pharmacologically induced coronary dilation on myocardial and non-myocardial [201]thallium uptake. Eur J Nucl Med 3: 19

Burch GE, Threefoot SA, Ray C (1955) The rate of disappearance of rubidium-86 from the plasma, the biologic decay rates of rubidium-86 and the applicability of rb-86 as a tracer of potassium in man with and without chronic congestive heart failure. J Lab Clin Med 45: 371

Burow GF, Pond M, Schafer AW, Becker L (1979) 'Circumferential profiles': a new method for computer analysis of thallium-201 myocardial perfusion images. J Nucl Med 20: 771–777

Candell-Riera J, Ortega-Alcade D (1986) Reverse redistribution pattern of thallium-201 stress test in subjects with normal coronary angiograms (Letters to the editor) J Nucl Med 27: 1377

Carr EA Jr, Beierwaltes WH, Patno ME (1962) The detection of experimental myocardial infarcts by photoscanning. Am Heart J 64: 650

Cloninger KG, De Puey HG, Garcia EV et al (1986) Redistribution abnormalities in exercise thallium images: unresolved ischemia vs infarction? J Nucl Med 27: 997

Coleman R, Jaszczak R, Cobb F (1982) Comparison of 180 and 360 degree data collection in Thallium-201 imaging using Single-Photon-Emission Computerized Tomography (SPECT): Concise Communication. J Nucl Med 23: 655–660

Cooper R, Puri S, Francis CK, Spencer RP (1980) Role of coronary artery disease and collateral circulation in redistribution of thallium-201. Clin Nucl Med 5: 292–298

Costin JC, Zaret BL (1976) Effects of propranolol and digitalis upon radioactive thallium and potassium uptake in myocardial and skeletal muscle. J Nucl Med 17: 535

Crone-Münzebrock W, Kupper W, Montz R, Darup J, Bleifeld W (1982) Vergleichende Untersuchung der Myokardszintigraphie, des myokardialen Laktatstoffwechsels und der Koronarsinusflußmessungen vor und nach aortokoronarem Bypass. Z Kardiol 71: 87–92

DePace N, Iskandrian AS, Nadell R, Colby JC, Hakki AH (1983) Variation in the size of jeopardized myocardium in patients with isolatet left anterior descending coronary artery disease. Circulation 67: 988–994

DeRouen TA, Murray JA, Owen W (1977) Variability in the analysis of coronary arteriograms. Circulation 55: 324–328

Deutsch E, Bushong W, Glavan KA et al (1981) Heart imaging with cationic complexes of technetium. Science 214: 85–86

Diamond GA, Forrester JS (1979) Analysis of probability as an aid to the clinical diagnosis of coronary artery disease. N Engl J Med 300: 1350–1358

Diamond GA, Forrester JS, Hirsch M, Staniloff HM, Vas R, Berman DS, Swan HJC (1980) Application of conditional probability analysis to the clinical diagnosis of coronary artery disease. J Clin Invest 65: 1210–1221

Dudczak R, Angelberger P, Homan R et al (1983) Evaluation of 99m-Tc-dichlorobis (1,2-dimethylphosphinoethan (99m-Tc-DMPE) for myocardial scintigraphy in man. J Nucl Med 8: 513–515

Dunn RF, Freedman B, Bailey IK, Uren R, Kelly DT (1980) Noninvasive prediction of multivessel disease after myocardial infarction. Circulation 62: 726

Dunn RF, Wolff L, Wagner S, Botvinick EM (1981) The inconsistent pattern of thallium defects: a clue to the false positive perfusion scintigram. Am J Cardiol 48: 224–232

Eichstädt H, Gauss A, Andrasch R, Feine U, Kochsiek K (1979) Noninvasive perfusion control by thallium-201 myocardial scintigraphy after coronary artery bypass surgery. Cardiovasc Radiol 2: 243

Feldmann RL, Nichols WW, Pepine CJ, Conti CR (1978) Hemodynamic significance of the length of a coronary arterial narrowing. Am J Cardiol 41: 865–871

Fintel DJ, Frank TL, DiPaula AF, McGaughey MM, Becker LC (1984) Quantitation of regional myocardial thallium uptake by single photon emission computed tomography. Circulation 70: 9

Fintel DJ, Links J, Frank T, Becker LC (1984) Comparison of planar and tomographic thallium imaging for the detection of coronary artery disease. Circulation 70: 450

Folks R, Banks L, Plankey M et al (1985) Cardiovascular SPECT. J Nucl Med Technology 13: 150–161

Francisco DA, Collins SM, Go RT, Ehrhardt JC, Kirk OO van, Marcus ML (1982) Tomographic thallium-201 myocardial perfusion scintigrams after maximal coronary artery vasodilation with intravenous dipyridamole. Comparison of qualitative and quantitative approaches. Circulation 66: 370–379

Gall R, Port SC (1986) Arm vein uptake of thallium-201 during exercise: Incidence and clinical significance. J Nucl Med 27: 1353–1357

Gandsman EJ, Bough EW, Korr TS, Tyson IB (1985) Estimated left ventricular ejection fraction in rest thallium-201 perfusion imaging. J Nucl Med 26: 43

Garcia E, Maddahi J, Berman D, Waxman A (1981) Space/time quantitation of thallium-201 myocardial scintigraphy. J Nucl Med 22: 309–317

Garcia E, Van Train K, Maddahi J, Prigent F, Friedman J, Areeda J, Waxman A, Berman DS (1985) Quantification of rotational thallium-201 myocardial tomography. J Nucl Med 26: 17–26

Gewirtz H, Grötte GJ, Strauss HW, O'Keefe DD, Akins CW, Daggett WM, Pohost GM (1979) The influence of left ventricular volume and wall motion on myocardial images. Circulation 59: 1172–1177

Gibbons RJ, Lee KL, Cobb F, Jones R (1981) Ejection fraction response to exercise in patients with chest pain and normal coronary arteriograms. Circulation 64: 952–957

Gibson RS, Taylor GJ, Watson DD, Strebbing PT, Martin RP, Crampton RS, Beller GA (1981) Predicting the extent and location of coronary artery disease during the early post-infarction period by quantitative thallium-201 scintigraphy. Am J Cardiol 47: 1010

Gibson RS, Watson DD, Craddock GB, Crampton RS, Kaiser DL, Denny MJ, Beller GA (1983) Prediction of cardiac events after uncomplicated myocardial infarction: a prospective study comparing predischarge exercise thallium-201 scintigraphy and coronary angiography. Circulation 68: 321–336

Go RT, MacIntyre WJ, Houser TS et al (1985) Clinical evaluation of 360° and 180° data sampling techniques for transaxial SPECT thallium-201 myocardial perfusion imaging. J Nucl Med 26: 695–706

Gordon DG, Pfisterer M, Williams SR, Walaski S, Ashburn W (1979) The effect of diaphragmatric attenuation on Tl-201 images. Clin Nucl Med 4: 150

Goris ML, Daspit SG, McLaughlin P (1976) Interpolative background subtraction. J Nucl Med 17: 744–747

Gould KL (1978) Noninvasive assessment of coronary stenoses by myocardial perfusion imaging during pharmacologic coronary vasodilation. I. Physiologic basis and experimental valisation. Am J Cardiol 423: 267–278

Gould KL, Westcott RJ, Albro PC, Hamilton GCW (1978) Noninvasive assessment of coronary stenoses by myocardial imaging during pharmacologic coronary vasodilation. II. Clinical methodology and feadibility. Am J Cardiol 41: 279–287

Gould KL, Sorenson SG, Albro P, Caldwell JH, Chaudhuri T, Hamilton GW (1986) Thallium-201 myocardial imaging during coronary vasodilation induced by oral Dipyridamole. J Nucl Med 27: 31–36

Greenspan MA, Iskandrian AS, Mintz GS, Croll MN, Segal BL, Kimbris D, Bemis CA (1980) Exercise myocardial scintigraphy with 201-thallium. Use in patients with mitral valve prolaps without associated coronary artery disease. Chest 77: 47

Grunwald Am, Watson DD, Holzgrefe HH Jr, Irving JF, Beller GA (1981) Myocardial thallium-201 kinetics in normal and ischemic myocardium. Circulation 64: 610

Gutman J, Brachman M, Rozanski A, Maddahi J, Waxman A, Berman DS (1983) Enhanced detection of proximal right coronary artery stenosis with the additional analyses of right ventricular thallium-201 uptake in stress scintigraphy. Am J Cardiol 51: 1256

Hamilton GW, Trobaugh GB, Ritchie JL, Gould KL, DeRouen TA, Williams DL (1978) Myocardial imaging with thallium-201: an analysis of clinical usefulness based on Bayes' theorem. Semin Nucl Med VIII: 358–364

Hecht HS, Hopkins JM, Blumfield DE, Wong M, Rose JD (1979) Reverse redistribution: Worsening thallium-201 images from exercise to redistribution. Circulation 60: 11 (Abstr)

Hör G, Kanemoto N (1981) 201-Tl-myocardial scintigraphy: current status in coronary artery disease, results of sensitivity/specificity in 3092 patients and clinical recommendations. NucMed 20: 136–147

Hör G, Lichte H, Pabst HW, Luther M (1974) Tl-201 Myokardszintigraphie bei Herzinfarkt. Nuc Compact 5: 77

Hurley PJ, Cooper M, Reba RC et al (1971) ^{43}KCl: A new radiopharmaceutical for imaging the heart. J Nucl Med 12: 516

Hutchins GM, Bukley BN, Ridolfi RL et al (1977) Correlations of coronary arteriograms and left ventriculograms with post-mortem studies. Circulation 56: 32–37

Iskandrian AS, Lichtenberg R, Segal BL (1982) Assessment of jeopardized myocardium in patients with one-vessel disease. Circulation 65: 242

Iskandrian AS, Hakki AH, Kane S (1986) Resting thallium-201 myocardial perfusion patterns in patients with severe left ventricular dysfunction: Differences between patients with primary cardiomyopathy, chronic coronary artery disease, or acute myocardial infarction. Am Heart J 760–767

Jambroes J, van Rigk PP, v d Berg CJM, de Graaf CN (1975) Thallium-201 rest and exercise scintigraphy in patients with coronary heart disease. Circulation 52: 111

Jehle J, Benesch L, Neuhaus KL, Rönsberg D, Spiller P, Wolter C, Loogen F, Bircks W (1979) Klinische, angiographische und hämodynamische Befunde vor und nach koronarer Revaskularisation. Z Kardiol 68: 839

Johnston WD, Tobis J, Nalcioglu O, Roeck W, Henry W (1984) Computer quantitation of coronary stenoses with digital angiography. Circulation 70: II-31

Johnstone DE, Wackers FJTh, Berger HJ, Hoffer PB, Kelley MJ, Gottschalk A, Zaret BL (1979) Effects of patient positioning on left lateral thallium-201 myocardial images. J Nucl Med 20: 183–188

Jones AG, Abrams MJ, Davison A et al (1984) Biological studies of a new class of technetium complexes: The hexakis (alkylisonitrile) technetium (I) cations. Int J Nucl Med Biol 11: 225–234

Josephson MA, Brown BG, Hecht HS, Hopkins J, Pierce CD, Petersen RB (1980) Detection and localisation of 40% coronary stenosis in patients: comparison of exercise and dipyridamole thallium-201 myocardial imaging. Am J Cardiol 45: 399

Kalff V, Kelly MJ, Soward A, Harper RW, Currie PJ, Lim YL, Pitt A (1985) Assessment of hemodynamic significance of isolated stenoses of the left anterior descending coronary artery using thallium-201 myocardial scintigraphy. Am J Cardiol 55: 342–346

Kassis AI, Adelstein SJ, Haydock C, Sastry KSR (1983) Thallium-201: an experimental and a theoretical radiobiological approach to dosimetry. J Nucl Med 24: 1164–1175

Kawana M, Krizek H, Porter J, Lathrop KA, Charleston D, Harper PV (1970) Use of 199-Tl as a potassium analog in scanning. J Nucl Med 11: 333 (Abstr)

Kelly MJ, Curris PJ, Kalff V, Gardiner J, Pitt A (1984) Increased myocardial ischemia during supine compared to erect exercise demonstrated by thallium-201 myocardial perfusion imaging. Am Heart J 107: 1263–1266

Khaja F, Alam M, Goldstein S, Anbe DT, Marks DS (1979) Diagnostic value of visualization of the rigt ventricle using thallium-201 myocardial imaging. Circulation 59: 182–188

Kirsch CM, Doliwa R, Büll U, Hoefling B (1985) Sensitivität und Spezifität von Belastungsuntersuchungen des Herzens mit Tl-201 in SPECT-Technik. Nuklearmediziner 8: 241–250

Klein GJ, Kostuk WJ, Boughner DR, Chamberlain MJ (1978) Stress myocardial imaging in mitral leaflet prolapse syndrome. Am J Cardiol 42: 746

Knesaurek K, Spaventi S (1984) Comparison of 180 and 360 data collection in SPECT. Eur J Nucl Med 8: 131

Krivokapich J, Shine KI (1979) The effects of hyperkalemia and glycoside on ^{201}thallium exchange in rabbit myocardium. Circulation 60: 173

Kushner FG, Okada RD, Kirshenbaum HK et al (1981) Lung thallium-201 uptake following stress testing in patients with coronary artery disease. Circulation 63: 341–347

Ladenheim ML, Pollock BH, Rozanski A, Berman DS, Staniloff HM, Forrester JS (1986) Extent and severity of myocardial hypoperfusion as predictors of prognosis in patients with suspected coronary artery disease. J Am Coll Cardiol 7: 464–471

Lear JL (1986) Effect of exercise position during stress testing on cardiac and pulmonary thallium kinetics and accuracy in evaluating coronary artery disease. J Nucl Med 27: 788–794

Lebowitz E, Greene MW, Fairchild R, Bradley-Moore PR, Atkins HL, Ansari AN, Richards P, Belgrave E (1975) Thallium-201 for medical use. J Nucl Med 16: 151–155

LeGrand V, Wueron F, O'Neil WW, Juni J, Gross MD, Vogel R (1984) Comparison of the angiographic and scintigraphic evaluation of the success of percutaneous transluminal coronary angioplasty. J Nucl Med 25: 29

Lenaers A, Block P, Thiel E van, Lebedelle M, Becquevort P, Erbsmann F, Ermans AM (1977) Segmental analyses of Th-201 stress myocardial scintigraphy. J Nucl Med 18: 509–516

Leppo J, Yipintsoi T, Blankstein R, Bontemps R, Freeman LM, Zohman L, Scheuer J (1979) Thallium-201 myocardial scintigraphy in patients with triple-vessel disease and ischemic exercise stress tests. Circulation 59: 714–721

Leppo J, Boucher CA, Okada RD, Strauss HW, Pohost GM (1981) Utility of serial thallium imaging following dipyridamole. Am J Cardiol 47: 483 (Abstr)

Leppo J, Boucher CA, Okada RD, Newell JB, Strauss HW, Pohost GM (1982) Serial thallium-201 myocardial imaging after dipyridamole in infusion: diagnostic utility in detecting coronary stenoses and relationship to regional wall mation. Circulation 66: 649–657

Leppo JA, O'Brien J, Rothendler JA et al (1984) Dipyridamole-thallium-201 scintigraphy in the prediction of future cardiac events after acute myocardial infarction. N Engl J Med 310: 1014–1018

Leppo JA, Macneil PB, Moring AF, Apstein CS (1986) Separate Effects of ischemia, hypoxia, and contractility on thallium-201 kinetics in rabbit myocardium. J Nucl Med 27: 66–74

Lichtlen P, Liese W, Leitz K, Borst HG (1978) Postoperative Klinik nach aorto-koronarem Venenbypass in Relation zum Ausmaß der Revaskularisation. Z Kardiol 67: 83

Löser R, Jehle J, Spiller P, Loogen F, Bircks W (1981) Langzeitergebnisse nach koronarer Revaskularisation. Klinische, angiographische und hämodynamische Befunde. Z Kardiol 70: 88–94

Lösse B, Krönert H, Rafflenbeul D, Feinendegen LE, Loogen F (1979) Empfindlichkeit und Treffsicherheit der Thallium-201-Myokardszintigraphie bei der Diagnostik der koronaren Herzkrankheit und von Myokardschäden anderer Ursache. Z Kardiol 68: 429–435

Lui P, Kiess M, Okada RD, Strauss HW, Block PC, Pohost GM, Boucher CA (1985) Increased thallium lung uptake after exercise in isolated left anterior descending coronary artery disease. Am J Cardiol 55: 1469–1473

Mahmarian JJ, Jain A, Suarez J, Roberts R, Verani MS (1986) Thallium-201 single photon emission computerized tomography using oral dipyridamole in the functional assessment of individual coronary artery stenosis before transluminal coronary angioplasty. J Nucl Med 27: 944

McCarthy DM, Blood DK, Sciacca RR, Cannon PJ (1979) Single dose myocardial perfusion imaging with thallium-201: Application in patients with nondiagnostic electrocardiographic stress tests. Am J Cardiol 43: 899

McKillop JH, Murray RG, Turner JG, Bessent RG, Lorimer AR, Greig WR (1979) Can the extent of coronary artery disease be predicted from thallium-201 myocardial images? J Nucl Med 20: 715–719

McLaughlin PR, Martin RP, Doherty P, Daspit S, Goris M, Haskell W, Lewis SE, Kriss JP, Harrison DC (1977) Reproducibility of thallium-201 myocardial imaging. Circulation 55: 497

Melin J, Wijns W, Detry JM (1984) Probability analysis for noninvasive evaluation of patients with suspected coronary artery disease. In: Simoons ML, Reiber JHC (eds) Nuclear imaging in clinical cardiology. Nijhoff, Boston The Hague Dordrecht Lancaster, 219–231

Mena J, Philippe L, Darcourt J (1986) Clinical evaluation of 360° and 180° data sampling techniques for tansaxial SPECT thallium-201 myocardial perfusion imaging. J Nucl Med 27: 147

Mews GC, Zir LM, Strauss HW, Guiney TE, Dinsmore RE, Pohost GM (1978) A critical look at 'subcritical' coronary stenoses with Tl-201. Circulation 58: II 181

Montz R, Mathey D, Bleifeld W (1981) Koronararterien-Spasmus: Th-201 Szintigraphie nach medikamentöser Provokation. In: Hör G, Felix R (Hrsg) Kardiovaskuläre Nuklearmedizin. Schnetztor, Konstanz 127–133

Morris DD, Rozanski A, Berman DS, Diamond GA, Swan HJC (1984) Noninvasive prediction of the angiographic extent of coronary artery disease after myocardial infarction: comparison of clinical, bicycle exercise electrocardiographic, an ventriculographic parameters. Circulation 79: 192–201

Mousa SA, Williams SJ (1986) Studies on the mechanisms of uptake and retention of Tc-99m hexakis-isonitriles in the heart. European Nuclear Medicine Congress 1986, Goslar

Müller KD, Kindler M, Heger K, Gottwik MG, Grebe SF, Schlepper M (1985) Thallium-201-Belastungsszintigraphie bei Patienten mit Linksschenkelblock. In: Hör G, Kaltenbach M, Maul FD, Pabst HW (Hrsg) Interventionelle Nuklearkardiologie. Kern und Birner, Frankfurt, S 260–263

Muto T, Okabe A, Okuzumi I, Ueno T, Kato K (1986) Assessment of thallium-201 late redistribution in exercise myocardial SPECT. J Nucl Med 27: 900

Narahara KA, Hamilton GW, Williams DL, Gould KG (1977) Myocardial imaging with thallium-201: an experimental model for analysis of the true myocardial and background image components. J Nucl Med 18: 718–786

Nichols AB, Weiss MB, Sciacca RR, Cannon PJ, Blood DK (1983) Relationship between segmental thallium-201 uptake and regional myocardial blood flow in patients with coronary artery disease. Circulation 86: 310

Nielson A, Morris KG, Murdock RH, Bruno FP, Cobb FR (1980) Linear relationship between distribution of thallium-201 and blood flow in ischemic and nonischemic myocardium during exercise. Circulation 61: 797–801

Niess GS, Logic JR, Russell RO et al (1979) Usefulness and limitations of thallium-201 myocardial scintigraphy in delineating location and size of prior myocardial infarction. Circulation 59: 1010–1019

Nishiyama H, Adolph RJ, Deutsch E et al (1982) Effect of coronary blood flow on uptake and washout of Tc-99m DMPE and Tl-201. J Nucl Med 23: 1102–1110

Nohara R, Kambara H, Suzuki Y, Tamaki S, Kadota K, Kawai C, Tamaki N, Toritzuka K (1985) Septal Q wave in exercise testing: evaluation by single-photon emission computed tomography. Am J Cardiol 55: 905–909

Okada RD, Boucher CA, Strauss HW et al (1980) Exercise radionuclide imaging approaches to coronary artery disease. Am J Cardiol 46: 1188–1203

Okada RD, Jacobs ML, Daggett WM, Leppo J, Strauss HW, Newell JB, Moore R, Boucher CA, O'Keefe D, Pohost GM (1982) Thallium-201 kinetics in nonischemic canine myocardium. Circulation 65: 70–77

Pamelia FX, Watson RS, Gibson GB, Craddock GB, Sirowatka J, Beller GA (1982) Prognosis of patients with chest pain and normal thallium-201 exercise scintigrams. J Nucl Med 23: 18

Parkey RW, Bonte FJ, Stokely EM, Lewis SE, Graham KD, Buja LM, Willerson IT (1976) Acute myocardial infarction imaged with 99-Tc-stannous pyrophosphate and 201-Tl: a clinical evaluation. J Nucl Med 17: 771

Patterson RE, Eng C, Horowitz SF (1984) Practical diagnosis of coronary artery disease: a Bayes'theorem monogram to correlate clinical data with noninvasie exercise test. Am J Cardiol 53: 252–256

Pohost GM, Beller GA, McKusick KA (1976) Thallium-201 redistribution following transient myocardial ischemia. J Nucl Med 17: 535

Pohost GM, Zir LM, Moore RH, McKusick KA, Guiney TE, Beller GA (1977) Differentation of transiently ischemic from infarcted myocardium by serial imaging after a single dose of thallium-201. Circulation 55: 294–302

Pretschner DP, Wolf R, Lichtlen P, Hundeshagen H (1979) Quantitative Auswertung von Myokardszintigrammen. Nuklearmedizin 2: 48–58

Prigent F, Maddahi J, Garcia E et al (1985) Thallium-201 stress-redistribution myocardial rotational tomography: development of criteria for visual interpretation. Am Heart J 109: 274–281

Pirick JJG, Smitt WGS, Muller L (1955) Thallium poisoning. Elsevier, Amsterdam

Rahimian J, Corbus H, Tonya J (1986) Clinical evaluation of 360° and 180° data sampling techniques for tansaxial SPECT thallium-201 myocardial perfusion imaging. J Nucl Med 27: 146–147

Rehn T, Griffith LS, Achuff SC, Bulkley BH, Burow R, Pitt B, Becker LC (1981) Exercise thallium-201 myocardial imaging in left main coronary artery disease: sensitive but not specific. Am J Cardiol 48: 217–223

Rigo P, Becker LC, Griffith LSC, Alderson PO (1979) Influence of coronary collateral vessels on the results of thallium-201 myocardial stress imaging. Am J Cardiol 44: 452–458

Rigo P, Bailey IK, Griffith LSC, Pitt B, Wagner HN, Becker LC (1981) Stress thallium-201 myocardial scintigraphy for the detection of individual coronary arterial lesions in patients with and without previous myocardial infarction. Am J Cardiol 48: 209–216

Rigo P, Meyers A, Litlet H, Cantineau R (1986) Myocardial imaging with Tc-99m MIBI: A potential thallium substitute. European Nuclear Medicine Congress 1986, Goslar

Ritchie JL, Hamilton GW, Williams DL, English MT, Lebowitz E (1975) Myocardial imaging with thallium-201, correlation with intracoronary macroaggregated albumin imaging. Circulation 52: 213

Ritchie JL, Hamilton GW, Wackers FJT (1978) Thallium-201 myocardial imaging. Raven, New York

Rothendler JA, Kless MC, Chesler DA, Okada RD, Boucher CA, Strauss HW, Pohost GM (1983) Inaccuracy in apparent myocardial thallium clearance rate due to overestimation of lung background contribution. Circulation 68: 183 (Abstr)

Rozanski A, Berman DS, Gray R et al (1981) Use of thallium-201 redistribution scintigraphy in the preoperative differentiation of reversible and nonreversible myocardial asynergy. Circulation 64: 936

Sapirstein LA (1956) Fractionation of the cardiac output in rats with isotopix potassium. Cir Res 4: 689

Schelbert HR, Ashburn WL, Chauncey DM, Halpern SE (1974) Comparative myocardial uptake of intravenously administered radionuclides. J Nucl Med 15: 1092–1100

Schicha H, Rentrop P, Facorro L, Karsch KR, Blanke H, Kreuzer H, Emrich D (1980) Ergebnisse der quantitativen Myokardszintigraphie mit Thallium-201 in Ruhe und unter maximaler Belastung – Kritische Analyse des prädikativen Wertes und der klinischen Anwendung. Z Kardiol 69: 31

Schmidt DH, Blau FM, Hendrix LJ, Laxmann KM, Gautam R (1985) Myocardial perfusion after aortocoronary bypass surgery: measurements at rest and after administration of isoproterenol. Circulation 71: 767–778

Scholl JM, Chaitman BR, David PB et al (1982) Exercise electrocardiography and myocardial scintigraphy in the serial evaluation of the results of percutaneus transluminal coronary angioplasty. Circulation 66: 380

Schuler G, Schwarz F, Hofmann M, Mehmel H, Manthey J, Mäurer W, Rauch B, Herrmann HJ, Kübler W (1982) Thrombolysis in acute myocardial infarction by thallium-201 scintigraphy. Circulation 66: 658–664

Silber S, Klein U, Rudolph W (1980) Klinische Bedeutung der 201-Thallium-Szintigraphie für die Diagnostik der koronaren Herzerkrankung bei Patienten mit und ohne Myokardinfarkt. Radiologe 20: 70–75

Silberstein EB, DeVries DF (1985) Reverse redistribution phenomenon in thallium-201 stress tests: angiographic correlation and clinical significance. J Nucl Med 26: 707–710

Standke R, Hör G (1980) Sektoranalyse der myokardialen Thallium-201-Redistributionskinetik. Nuc Compact 11: 249–255

Starling MR, Dehmer GJ, Lancaster JL, Lasher JVC, Walsh RA, Weiland FL, Uhl GS, Blumhardt R (1985) Segmental coronary artery disease: detection by rotating slant-hole collimator tomography and planar thallium 201 myocardial scintigraphy. Radiology 157: 781–787

Stason WB, Fineberg HV (1982) Implications of alternative strategies to diagnose coronary artery disease. Circulation 66: II 80–86

Steingard RM, Homma S (1985) Some unanswered problems with probability analysis: possible impact on exercise thallium test use. J Cardiol 55: 240–245

Steingart TM, Cohen MV (1986) Thallium-201 scintigraphic quantitation of regional flow disparity and subsegment redistribution in dogs. J Nucl Med 27: 75–83

Stolzenberg J, Kaminsky J (1978) Overlying breast as cause of false-positive thallium scans. Clin Nucl Med 3: 229

Strauss HW, Pitt B (1977) Noninvasive detection of subcritical coronary arterial narrowing with an coronary vasodilator and myocardial perfusion imaging. Am J Cardiol 39: 403–406

Strauss HW, Harrison K, Langan JK, Lebowitz E, Pitt B (1975) Thallium-201 for myocardial imaging. Circulation 51: 641

Tajima T, Naito T, Dohi Y, Miyamae T (1981) 67-Ga and 201-Tl imaging in sarcoidosis involving the myocardium. Clin Nucl Med 6: 120

Tamaki N, Yonekura Y, Kadota K, Kambara H, Kawai C, Torizuka K (1983) Quantitative analysis of thallium uptake and washout by stress emission computed tomography (ECT). Circulation 68: III 246 (Abstr)

Tamaki N, Yonekura Y, Mukai T, Kodona S, Kadota K, Kambara H, Kawai C, Torizuka K (1984) Stress thallium-201 transaxial emission computed tomography: quantitative versus qualitative analysis for evaluation of coronary artery disease. J Am Coll Cardiol 4: 1213

Tamaki N, Xonkura Y, Kodama S et al (1984) Value of quantitative stress thallium-201 emission CT for localization of coronary artery disease: comparison with qualitative analysis. J Nucl Med 25: 61 (Abstr)

Tamaki N, Yonekura Y, Kadota K, Kambara H, Torizuka K (1985) Thallium-201 myocardial perfusion imaging in myocarditis. Clin Nucl Med 10: 562–566

Tanaka T, Kimata S, Hirosawa K, Kusakabe K, Shigeta T, Ito Y, Shimizu Y, Tanaka TV, Matsuda M, Gbunai R, Ueda H (1984) On the significance of estimating thallium lung uptake images in patients with acute myocardial infarction. J Nucl Med 25

Tanasescu D, Berman DS, Staniloff H, Brachmann M, Ramanna L, Waxman A (1979) Apparent worsening of thallium-201 myocardial defects during redistribution – what does ist mean? J Nucl Med 20: 688

Uhl GS, Kay TN, Hickman JR, Montgomery MA, McGranaham (1980) Detection of coronary artery disease in asymptomatic aircrew members with thallium-201-scintigraphy. Aviation, Space and Envir. Med 51: 1250–1256

Uhl GS, Kay TN, Hickman JR (1981) Computerenhanced thallium scintigrams in asymptomatic men with abnormal exercise test. Am J Cardiol 48: 1037–1043

Van Train KF, Garcia EV, Maddahi J et al (1982) Improved quantitation of stress/redistribution Th-201 scintigrams and evaluation of normal limits. In Computers in Cardiology. IEEE Computer Society, Baltimore, Maryland 311–314

Vogel RA, Kirch D, LaFree M et al (1978) A new method of multiplanar emission tomography using a seven pinhole collimator and an Anger scintillation camera. J Nucl Med 19: 648–654

Vogel RA, Kirch DL, LaFree MT (1979) Thallium-201 myocardial perfusion scintigraphy: results of standard and multi-pinhole tomographic techniques. Am J Cardiol 43: 787–793

Wackers FJT (1980) Myocardial imaging in the coronary care unit. Nijhoff, The Hague Boston London

Wackers FJT, Schoot JB van der, Busemann Sokole E, Samson G, Niftrik JC, Lie KI, Durrer D, Wellens HJJ (1975) Noninvasive visualization of acute myocardial infarction in man with thallium-201. Br Heart J 37: 741–744

Wackers FJT, Busemann Sokole E, Samson G, Schoot JB van der, Lie KI, Liem KL, Wellens HJJ (1976) Value and limitations of thallium-201 scintigraphy in the acute phase of myocardial infarction. N Engl J Med 295: 1

Wackers FJT, Becker AE, Samson G, Busemann Sokole E, Schoot JA van der, Lie KL, Durrer D, Wellens H (1977) Location and size of acute transmural myocardial infarction estimated from thallium-201 scintiscans: a clinipathological study. Circulation 56: 72–78

Wackers FJT, Busemann Sokole E, Samson G, Schoot JB van der (1977) Atlas of Th-201 myocardial scintigraphy. Clin Nucl Med 2: 64–74

Die Radiologische Klinik

D. Beyer, R. Köster

Bildgebende Diagnostik akuter intestinaler Durchblutungsstörungen

Ein klinisch-radiologisches Konzept

1985. 32 Abbildungen in 87 Einzeldarstellungen. X, 107 Seiten. Broschiert DM 56,-. ISBN 3-540-13440-9

H. Botsch

Galliumszintigraphie

Diagnostik bei entzündlichen Erkrankungen und Tumoren

1985. 40 Abbildungen, IX, 90 Seiten. Broschiert DM 64,-. ISBN 3-540-13809-9

C. Claussen, B. Lochner

Dynamische Computertomographie

Grundlagen und klinische Anwendung

Unter Mitarbeit von R. Schmiedel

1983. 71 Abbildungen. IX, 157 Seiten. Broschiert DM 56,-. ISBN 3-540-12526-4

Springer-Verlag
Berlin Heidelberg New York
London Paris Tokyo

W. Fiegler

Ultraschall in der bildgebenden Diagnostik

1984. 123 Abbildungen. XII, 163 Seiten. Broschiert DM 68,-. ISBN 3-540-12963-4

G. W. Kauffmann, W. S. Rau

Röntgenfibel

Praktische Anleitung für diagnostische Eingriffe in der Röntgendiagnostik

Geleitwort von W. Wenz

1984. 50 Abbildungen. XV, 296 Seiten. Broschiert DM 80,-. ISBN 3-540-12586-8

R. Otto, J. Wellauer

Ultraschallgeführte Biopsie

Unter Mitarbeit von H. R. Burger, H. J. Einighammer, R. Hauke, G. Pedio

Mit Zeichnungen von S. Nil

1985. 91 Abbildungen. XI, 170 Seiten. Broschiert DM 85,-. ISBN 3-540-13407-7

P. Reindl

Die transrektale transversale Sonographie der Prostata

1984. 121 Abbildungen. VIII, 89 Seiten. Broschiert DM 78,-. ISBN 3-540-11888-8

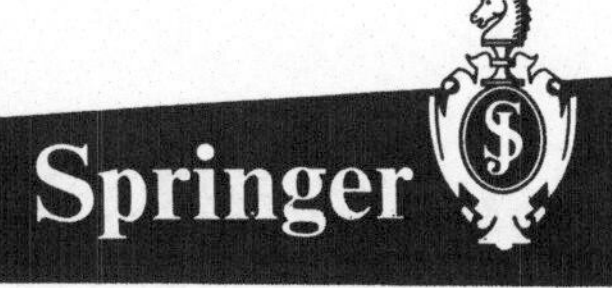

Radiodiagnostische Übungen

P. Bourjat

Radiologie der Hand

147 diagnostische Übungen für Studenten und praktische Radiologen

Übersetzt aus dem Französischen von E. Bromhorst und E. Hauenstein

1987. 284 Abbildungen. IX, 204 Seiten. Broschiert DM 35,–. ISBN 3-540-16538-X

J. L. Dietemann

Radiologie des Schädels

103 diagnostische Übungen für Studenten und praktische Radiologen

Übersetzt aus dem Französischen von E. Bromhorst

1985. 302 Abbildungen. VII, 168 Seiten. Broschiert DM 35,–. ISBN 3-540-13759-9

M. Megret

CT des Kopfskeletts (Gesicht und Schädel)

58 diagnostische Übungen für Studenten und praktische Radiologen

Übersetzt aus dem Französischen von E. Bromhorst und E. Hauenstein

1986. 147 Abbildungen. VIII, 168 Seiten. Broschiert DM 35,–. ISBN 3-540-15460-4

M. Runge

Knochen und Gelenke

170 diagnostische Übungen für Studenten und praktische Radiologen

Übersetzt aus dem Französischen von E. Bromhorst und E. Hauenstein

1987. 407 Abbildungen. VII, 168 Seiten. Broschiert DM 35,–. ISBN 3-540-16543-6

A. Wackenheim

Schädel-Hals-Übergang (RX, CT)

158 diagnostische Übungen für Studenten und praktische Radiologen

1985. 334 Abbildungen. IX, 192 Seiten. Broschiert DM 35,–. ISBN 3-540-15391-8

A. Wackenheim

Röntgendiagnostik der Wirbel des Erwachsenen

125 diagnostische Übungen für Studenten und praktische Radiologen

1983. Nachdruck 1987. 250 Abbildungen. VI, 176 Seiten. Broschiert DM 35,–. ISBN 3-540-11865-9

Springer-Verlag
Berlin Heidelberg New York
London Paris Tokyo

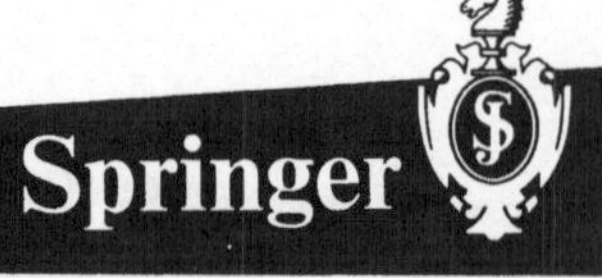